Kathrin Burger

Die Vollkornlüge und andere Ernährungsmärchen

Kathrin Burger

Die Vollkornlüge und andere Ernährungsmärchen

Warum die meisten Ernährungstipps nichts taugen

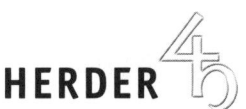

HERDER

FREIBURG · BASEL · WIEN

Originalausgabe

© Verlag Herder GmbH, Freiburg im Breisgau 2008
Alle Rechte vorbehalten
www.herder.de

Satz: fgb · freiburger graphische betriebe
Herstellung: CPI Moravia Books, Pohorelice

Gedruckt auf umweltfreundlichem, chlorfrei gebleichtem Papier
Printed in Czech Republic

ISBN 978-3-451-03019-2

Inhalt

Appetizer: Die Mär
von der gesunden Ernährung

Sitzen Sie bequem? Ich frage das, weil ich Ihnen nun einige Fakten über Ernährung und Gesundheit auftischen werde, die Ihr Weltbild gehörig durcheinanderwirbeln könnten. Ich formuliere das so drastisch, weil es bei mir tatsächlich so war. Ich habe nicht nur Ernährungswissenschaft (Ökotrophologie) studiert, ich habe auch als Kind in den frühen 1980ern schon Vollkornnudeln und Fleisch-Ersatz aus Soja vorgesetzt bekommen und als Teenager – absolut freiwillig – eine strenge Diät mit Verzicht auf Fleisch, Milchprodukte, Zucker, Kaffee, Kartoffeln und Tomaten befolgt. Kurzum: Ich war jahrelang überzeugt, dass ich mich durch gesunde Ernährung vor diversen Krankheiten schützen könnte. Doch dem ist nicht so. Keinem Menschen kann man mit gutem Gewissen versprechen: „Ernähre dich gesund, dann wirst du nicht krank." Was manche Skeptiker schon immer geunkt haben, liegt nun auch Wissenschaftlern seit rund drei Jahren als Studien vor. Und die Liste der Hiobsbotschaften ist noch nicht am Ende. Wenn überhaupt, dann hat das, was wir essen, auf unsere Gesundheit nur einen marginalen Einfluss. Der Harvard-Wissenschaftler Hsin-Chia Hung berechnete im Jahr 2004 aus einer Studie mit 109000 gesunden Krankenschwestern, dass eine obst- und gemüsereiche Kost das Risiko für chronische Krankheiten gerade mal um 5 Prozent senkte – und das nicht einmal statistisch signifikant, was bedeutet: die Wahrscheinlichkeit ist groß, dass bei diesem Ergebnis Zufall im Spiel ist.

Gerade was Krebserkrankungen anbelangt, macht sich große Ernüchterung breit. Sie haben richtig verstanden: Obst, Gemüse, Ballaststoffe und Fettarmes schützen nicht vor Krebs; Fettarmes und Rotwein beugen nicht Herzkrankheiten vor, Leibesfülle kommt nicht von zu wenig Obst und zu viel Fettem; reichlich Vollkornprodukte beugen weder Diabetes, Dickdarmkrebs noch Herzkrankheiten vor; Soja feit nicht gegen Krebs; grüner Tee auch nicht, Essen mit der Extraportion Vitaminen oder Omega-3-Fettsäuren hält ebenso wenig gesund; Vegetarier leben nicht wegen ihres Fleischverzichts länger; wer auf Kartoffeln, Weißbrot und Zucker verzichtet (*Low-Carb*), beugt nicht Diabetes vor und nimmt auch nicht langfristig ab; ob man viel oder wenig Milch trinkt, ist einerlei, und Osteoporose rührt nicht von einer Übersäuerung des Körpers durch eiweißreiche Nahrung her. Organe und Blutbahnen werden auch nicht mit „Stoffwechselschlacken" zugekleistert, deren man nur mit Entgiftung durch alljährliches Fasten Herr wird. Und zur Prävention mittels Ernährung gegen Alzheimer oder Rheuma gibt es bislang überhaupt nichts Greifbares.

Es ist also weitgehend egal, ob Sie sich morgens Butter oder Margarine aufs Brot schmieren, ob Sie Vollkornbrot oder Graubrot essen, ob Sie lieber schwarzen als grünen Tee trinken, ob Sie Rindfleisch favorisieren oder Hühnerbrust, ob Sie täglich Sojajoghurt löffeln oder probiotischen, ob Sie Nudel-Fanatiker oder Kartoffel-Fan sind, ob Sie Vollmilch- oder 85%-Bitterschokolade vorziehen. Wichtig ist lediglich, dass Sie sich abwechslungsreich ernähren.

Sicher: Nur sehr wenige Ernährungswissenschaftler sagen klar „Ernährung alleine bringt's nicht", trauen sich einzuräumen, dass „man sich wohl etwas zu weit aus dem Fenster gelehnt" oder „zu viel versprochen" hat. Schließlich haben sie sich der Erforschung von Pflanzenstoffen mit seltsamen Namen verschrieben oder mehreren Tausend Probanden beim Essen zugesehen und notiert, wer von ihnen krank wurde und wer gesund blieb. Und schließlich hat es lange gedauert, bis sich die Ernährungswissenschaft Ansehen auch bei anderen Disziplinen erkämpft hatte. Andere Ess-Forscher sind auch heute noch überzeugt, dass eine Diät aus Obst, Gemüse, Nüssen, Vollkorn und Hülsenfrüchten, ergänzt um magere Milchprodukte, Fisch und Geflügel geeignet ist, um chronisch-degenerativen Erkrankungen vorzubeugen. Manche von ihnen schreiben pseudowissenschaftliche Bücher etwa mit dem Titel „Krebszellen mögen keine Himbeeren". Was zeigt, wie schwer es ist, sich von der Ernährung als Heilmittel zu distanzieren. Trotzdem resümierten Wissenschaftler auf dem im März 2007 abgehaltenen Kongress der Deutschen Gesellschaft für Ernährung (DGE): „Die Ernährungswissenschaft muss sich künftig als Wissenschaft von der Rettung der Volksgesundheit lösen und sollte keine Heilsversprechen mehr abgeben." Und die DGE gilt eher als konservativ und übervorsichtig, was Stellungnahmen anbelangt. Befragt man Gesundheitswissenschaftler, die nicht zur Riege der Ökotrophologen zählen, dann heißt es deutlich: „Die Ernährung wurde im Vergleich zu anderen Lebensstil-Faktoren wie Rauchen, Bewegung und Stress überschätzt."

Nun ist zwar nur etwas passiert, was in der Wissenschaft systemimmanent, also ganz normal ist, nämlich: Man hat Hypothesen aufgestellt, hat diese verfolgt bis zu dem Zeitpunkt, als sie sich nicht mehr belegen ließen. Trotzdem wird es in Zukunft schwierig für die Wissenschaftler und die für „Public Health" zuständigen Experten in den Bundesinstituten, dies den Menschen beizubringen. Denn die Meisten sind mittlerweile zutiefst vom Gesundheitspotential der Nahrung überzeugt. Schließlich hat man ihnen jahrzehntelang eingetrichtert, dies oder jenes sei der Gesundheit zu- oder abträglich. Und zwar nicht nur seitens der Wissenschaft. Auch die Rohköstler, Trennköstler, Vegetarier, Makrobioten, Wasser-Päpste und Vertreter der „Milch-verschleimt-Theorie" dieser Welt haben erheblich dazu beigetragen, dass Lebensmittel heute geradezu als Arzneien oder Krankmacher angesehen werden, dass Essen als einzig möglicher Weg gilt, einer schicksalhaften Krankheit wie Krebs oder einem Schlaganfall zu entkommen.

Seit ein paar Jahren haut zudem die Industrie in die gleiche Kerbe, indem angeblich gesundheitsfördernde Stoffe in Brot, Ei oder Margarine gemixt und als „Functional Food – Essen mit Zusatznutzen" verkauft werden. Deswegen löffelt der Bruder ja auch täglich probiotischen Joghurt, trinkt der Kollege Grüntee selbstverständlich ohne Zucker (Vitaminräuber!), schwört die Tante auf den Verzicht von Butter, weil die doch gesättigte Fette liefert, ernährt sich die Nachbarin hauptsächlich von Salat, obwohl sie seit Jahren unter Verstopfung leidet. Manche Mitmenschen verfolgen ihre Ernährungsweise so verbohrt, dass jedes Zipperlein auf eine zuvor begangene „Sünde" zurückgeführt wird. Plagt sie eine Grippe, kann nur das Fest am vergangenen Wochenende schuld sein, bei dem sie sich übergessen haben, oder die Orangen-arme Kost der vergangenen Wochen. So werden die abstrusesten Symptome auf dem Konto „ungesunde Ernährung" verbucht, auch wenn die Ursachen ganz woanders liegen.

Dass Essen und Gesundheit für den modernen Mensch unwiderruflich zusammengehören, bestätigt auch eine Umfrage: Fast drei von vier Deutschen kaufen Lebensmittel, weil sie gesund seien, bei den anderen entscheiden Sättigung und Preis. Wie viel Fett in einer Mahlzeit steckt, ist für rund die Hälfte der Bundesbürger (47 Prozent) ein Thema, 39 Prozent wollen über den Vitamingehalt, 38 Prozent über die Kalorien Bescheid wissen. Schließlich ist jeder Zweite von uns überzeugt, dass Gemüse vor Krankheiten schützt – zumeist Frauen. Und die Lehren haben Wirkung gezeigt, auch wenn trotzdem ständig über die ungesunde Ernährungsweise der Deutschen geklagt wird. Laut der Gesundheitsberichterstattung des Bundes essen wir heute mehr Obst und Gemüse, trinken mehr Wasser und antialkoholische Getränke und haben unseren Fettkonsum im Vergleich zu den 1990er Jahren reduziert.

Dieses Buch ist allerdings kein Plädoyer für Pizza und Cola tagein, tagaus – womöglich noch allein und vor dem Fernseher. Absolut gesichert ist, dass einseitige Ernährung zu Mangelkrankheiten führt. Auch wer jeden Tag nur Äpfel isst, bekommt irgendwann die typischen Symptome, mit denen der Körper Mangel meldet: entzündete Mundwinkel, Haarausfall oder Antriebslosigkeit. Der Mensch braucht eine gewisse Menge Eiweiß, Kohlenhydrate, Fett, Vitamine, Mineralstoffe und Spurenelemente. Doch was darüber hinaus dem Menschen guttut – etwa wie viele Carotinoide aus Gemüse oder Phytoöstrogene aus Bohnen und Samen –, weiß man nicht. Zugegeben, meine These dreht sich um ein Luxusproblem. Es geht hier nicht um verarmte Kinder und ihre Eltern, die mit dem wenigen Hartz-IV-Geld keine ausgewogene Kost bezahlen können, weil Industrie-Essen mittlerweile billiger zu haben ist als die einfachen Grundnahrungsmittel. Und es geht hier schon gar nicht um Kinder in Entwicklungsländern, die Wasserbäuche mit sich herumtragen und erblinden, weil sie kaum etwas auf dem Teller haben. Laut der Deutschen Welthungerhilfe sollen derzeit 854 Millionen Menschen hungern. Selbstverständlich kann man durch falsche Ernährung krank werden.

Dieses Buch soll auch nicht den Nutzen der Ernährungsmedizin in Frage stellen. Wenn Menschen bereits an Hypertonie, Niereninsuffizienz, Gallen- und Harnsteinen, Diabetes mellitus und Herz-Kreislauf-Erkrankungen leiden, kann eine begleitende, zeitlich begrenzte Diät durchaus erfolgreicher sein als die Einnahme von Medikamenten – wenn die Patienten eine Ernährungstherapie nicht als eine unzumutbare Einschränkung erleben.

Mir geht es also um den *gesunden* Verbraucher in westlichen Ländern, der jeden Tag aus einer Riesenauswahl an Lebensmitteln im Super- oder auf dem Wochenmarkt entscheiden kann, was er heute essen möchte. Diesem Menschen sollte natürlich auch nicht egal sein, was er isst. Im Gegenteil. Ich glaube, dass ein „bewusstes" Essen, ein Genießen dem Körper viel mehr bringt als das sture Befolgen irgendwelcher Ernährungs-Tipps. Das „glauben" übrigens auch Wissenschaftler; nur das zu messen steht bislang noch aus, ist vielleicht gar unmöglich. Auf den Seiten des Deutschen Krebsforschungsinstituts steht etwa: „Es gibt für keine Lebensweise eine Gesundheitsgarantie. Als gesundheitsfördernd im umfassenderen Sinn sollte man alles betrachten, was zum individuellen seelischen Wohlbefinden beiträgt." Seelische Faktoren, etwa ob jemand Spaß am Essen hat, werden allerdings bislang kaum berücksichtigt, weil es keine Messinstrumente, keine Skalen gibt. Tatsache ist aber, dass es dem einen leichtfällt, seltener Fleisch zu essen, für seinen Nachbarn gilt dies jedoch nicht zwangsläufig. Der verzichtet vielleicht nur missmutig auf sein Wurstbrot, kasteit sich aber der Gesundheit wegen, oder er isst es trotzdem – mit schlechtem Gewissen, heimlich.

Die britische DAFNE-Studie mit Typ-1-Diabetikern aus dem Jahre 2002 gibt jedoch erste Hinweise darauf, welchen Einfluss eine unfreiwillige Ernährungsumstellung auf den Menschen hat: Patienten, die sich in ihrer Ernährungsweise nicht einschränken mussten (*dietary freedom*), dafür aber lernten, an ihren Blutzuckerspiegel angepasst Insulin zu spritzen, berichteten von wesentlich mehr Lebensqualität als Diabetiker, die strikten Diät-Regeln folgen mussten, die ihnen gegen den Geschmack gingen. Ulrich Alfons-Müller, Diabetologe und Professor in Jena, meint daher: „Die Ernährung und damit die Lebensqualität eines Menschen sollte man nur einschränken, wenn davon ein Zusatznutzen nachgewiesen ist." Er sieht den Nutzen von wenig Fett, viel Obst und Gemüse und reichlich Vollkornprodukten nicht einmal für bereits an Diabetes Erkrankte als nachgewiesen an.

Essen ist Teil unserer Kultur. Das haben viele Menschen, die das gesunde Essen so hoch loben und auf der Präventions- und Anti-Aging-Welle treiben, vergessen. Lebensmittel bestehen aber nicht nur aus Molekülen, die das LDL-Cholesterin in unseren Adern hochschnellen lassen oder es reduzieren; die freie Radikale bändigen oder entfesseln; die die Fettverbrennung drosseln oder anheizen. Beim Essen genießt man, kommt ins Gespräch mit anderen, lacht, streitet, schlägt auch mal über die Stränge, feiert Anlässe und erlebt seine nationale oder religiöse Zugehörigkeit. Kurz: Essen sollte nicht das Hoheitsgebiet der Medizin bleiben. So hat die Deutsche Forschungsgemeinschaft (DFG) die Ernährungswissenschaft in einem Positionspapier aus dem Jahr 2006 wieder auf rein naturwissenschaftliche Themen eingeschworen.

Psychologen, Soziologen und Ethiker sind aufgefordert, sich dieses Themas (wieder) mehr anzunehmen. Einen ersten Schritt haben Ernährungswissenschaftler verschiedener Nationen unter Führung von Claus Leitzmann im Jahr 2005 mit der „Giessen Declaration" getan. Dieses Papier erweitert die Definition der Ernährungswissenschaft von der rein biologischen Lehre auf eine Disziplin, die auch Gesellschaft, Umwelt, Wirtschaft und Psychologie mitberücksichtigt, um die Probleme des 21. Jahrhunderts anzugehen.

Andererseits gilt es von Seiten der Medizin zu quantifizieren, welche Rolle die Ernährung für die Krankheitsentstehung, etwa von Krebs oder Herzinfarkt, überhaupt spielen kann. Ingrid Mühlhauser, Gesundheitswissenschaftlerin an der Universität Hamburg, wies im Juni 2007 im Deutschen Ärzteblatt darauf hin, dass „Vorbeugen eben doch nicht immer besser als Heilen ist". Dies gelte auch für die von der DGE propagierte „gesunde Ernährung" und Vitaminpillen. Einige Experten glauben, dass für die Volksleiden vielmehr Gene, aber auch Lebensstilfaktoren wie Bewegungsarmut und Rauchen eine wesentlich größere Rolle spielen als das, was auf unserem täglichen Menüplan steht. So haben laut der PROCAM-Studie, einer Langzeitstudie der Universität Münster, ein hoher LDL-Cholesterinspiegel, ein hohes Alter sowie das Rauchen den größten Einfluss auf die Entstehung von Herzkrankheiten. Auch Bluthochdruck, Diabetes und Bewegungsmangel verschlechtern die Prognose, wenngleich nicht so stark. Einem hohen Cholesterin-Spiegel ist aber mit der Ernährung gar nicht immer beizukommen. Trotzdem wird dieser Ratschlag jedem gesundheitsbewussten Zeitgenossen ans Herz gelegt.

Übrigens: Wussten Sie, dass es seit 17 Jahren nur einen leichten Anstieg an Diabetes-Neuerkrankungen gab? Und zwar deshalb, weil wir einfach immer älter werden? Von einer Diabetes-Epidemie kann also keine Rede sein.

Wussten Sie, dass immer weniger Menschen an Herzkrankheiten, vor allem an einem Schlaganfall, sterben? Die MONICA-Studie, ein von der Weltgesundheitsorganisation mitfinanziertes Forschungsprojekt, hat dies mithilfe von 20 000 Studienteilnehmern belegt. Die Studien-Autoren vermuten, dass eine verbesserte Bluthochdruckbehandlung und die moderne Notfallmedizin dafür verantwortlich sind.

Auch in der Krebsstatistik zeigt sich erstmals eine Wende: Seit 2003 ist die Zahl der Krebstoten leicht rückläufig. Krebserkrankungen treten heute seltener auf wegen der Nutzung von Früherkennungsverfahren, etwa der Mammografie (Röntgenuntersuchung der weiblichen Brust). Auch die Impfung gegen Gebärmutterhalskrebs habe die Krebsraten gedrosselt. Nicht zu vergessen: das Rauchen. Weil immer mehr Menschen vom Glimmstängel lassen, sank die Lungenkrebsinzidenz seit 1988 um fast 20 Prozent.

Insgesamt hat sich die Lebenserwartung hierzulande in 15 Jahren um 3 Jahre erhöht. Ich meine, Verfechter der gesunden Ernährung sollten gelassener werden, oft laufen sie nämlich Gefahr, sich als Moralapostel aufzuspielen. Sie bedienen sich Schreckenszenarios, um Furcht zu schüren, und hoffen, dass sie uns damit dazu bewegen, unseren Lebensstil zu ändern. Das funktioniert besonders gut mit Krebs, einer Krankheit, die angstbesetz ist wie keine andere. Diese Horror-Szenarien sind allerdings so detailliert gar nicht vorhersagbar, schließlich reagieren die Menschen aufgrund ihrer Geninformationen und aufgrund ihrer lebenslangen Prägung höchst individuell auf Lebensmittel-Inhaltsstoffe. Auch die gleichsam verschriebenen präventiven Therapien erscheinen zwar auf dem Reißbrett plausibel, haben sich bis dato aber in Langzeitstudien nicht bewährt. Prävention, wie sie allseits gefordert wird, ist auch nicht immer billiger; so verschlingen etwa Public-Health-Kampagnen auch Geld. Ebenso gilt: Wer länger lebt, verursacht länger Kosten für das Gesundheitssystem. Gefährlich wird es darum, wenn Gesundheitsfanatiker Sanktionen für schlechtes Ernährungsverhalten oder ungesunden Lebensstil fordern, etwa über ein Bonus-Malus-System bei der Krankenkasse. Oder wenn Übergewicht zu Diskriminierung in der Arbeitswelt und bei der Wohnungssuche führt.

Andererseits sollten Junk-Food-Freunde ein wenig mehr Probierfreudigkeit zeigen. Es lohnt sich. Wie schrieb Till Ehrlich, taz-Autor, einmal so schön: „Durch die Begegnung mit dem Anderen (Essen) kommt man zu sich." Geschmacksbildung ist also Teil der Persönlichkeitsentwicklung. Schließlich weiß man aus der Hirnforschung, dass alltägliche Sinneserfahrungen und Lernen die synaptischen Verbindungen im Gehirn stärken können.

1.

Wackelfaktor Forschung

Was gesunde Ernährung ist und welche Rolle sie spielt, beschäftigt die Menschheit schon seit Urzeiten. Schließlich muss der Mensch essen und ist täglich mit dessen Beschaffung (früher jagen oder ernten, heute einkaufen), mit Kochen oder auf jeden Fall mit dem Essen an sich konfrontiert. Sokrates, Epikur, Rousseau, Feuerbach und Nietzsche, um nur einige Berühmtheiten zu nennen, haben darüber philosophiert, was zu einem „guten Essen" als vernünftige Lebenspraxis zählt, während andere Denker die Nahrungsaufnahme als „bloße animalische Bedürfnisbefriedigung" abtaten. So berichtet der Philosoph Harald Lemke in seiner „Ethik des Essens".

Aber auch die Ärzte haben sich früh der Diätetik gewidmet. Die Mediziner des klassischen Griechenlands vor über 2000 Jahren wandten pflanzliche Arzneimittel und Chirurgie genauso an wie Ernährungstherapie. Sicher kennen Sie den heute wieder überaus gern zitierten Spruch von Hippokrates: „Die Nahrungsmittel sollen unsere Heilmittel – und die Heilmittel unsere Nahrungsmittel sein." Die darauf folgenden Jahrhunderte vernachlässigten das Thema Diät schmählich, war es doch die Zeit des Christentums. Dessen Vertretern war Essen suspekt, da es die Lust fördert. Auch die Bibel bot zahlreiche Geschichten, die das Essen, aber vor allem die bei Adel und wohlhabenden Bauern üblichen Völlereien und Saufereien verurteilten. Beispielsweise wurden Adam und Eva aus dem Paradies verjagt, weil sie ihre Fressgier nicht zügeln konnten, so interpretierte es zumindest der bedeutende Kirchenlehrer Thomas von Aquin, der von 1225 bis 1274 lebte. Trotzdem waren hohe Kirchenfürsten wie er selten Nahrungsverächter und trugen stattliche Bäuche mit sich spazieren.

Erst mit der Säkularisierung in der Neuzeit wurde dem Essen im Zusammenhang mit der Gesundheit wieder mehr Beachtung geschenkt. So widmete etwa der große französische Gastronom Brillat-Savarin in seinem Werk „Die Physiologie des Geschmacks" mehrere Seiten dem Gesundheitswert der Nahrung. Dort liest man etwa: „Ein Hauptgrund der Fettleibigkeit liegt in den Mehlspeisen, aus denen der Mensch die Grundlage seiner täglichen Nahrung macht." Das war im Jahre 1826. Eine *„Low-Carb"*-Welle, bei der alle stärkehaltigen Speisen wie Knödel, Kartoffeln und Desserts auf den Index kommen, gab es damals also auch schon.

Die Vordenker der Vollwertkost

Die Ursprünge der heute landläufig propagierten Vollwertkost liegen jedoch in der Schweiz. Dort verschrieb der Züricher Arzt Maximilian Bircher-Benner vor mehr als hundert Jahren seinen Patienten vegetarische Vollwertkost gegen Rheuma, Arteriosklerose, Diabetes oder Krebs. Das besserte die Leiden angeblich. Der Ernährungsforscher Werner Kollath griff wenig später Birchers Theorie auf. Er wandte sich vehement gegen die Naturwissenschaft, die die Nahrung in ihre chemischen Bestandteile zerlegte. Er fütterte Ratten mit rohen, unverarbeiteten Lebensmitteln und versuchte nachzuweisen, dass eine solche Schonkost vor den Volksleiden schützen könne. Bei schlecht ernährten Tieren diagnostizierte er Zahn- und Kieferveränderungen, Karies, Kalkablagerung im Gewebe oder auch Degeneration der Muskulatur. In seinem Buch „Die Ordnung unserer Nahrung" teilt Kollath Lebens- und Nahrungsmittel in Wertstufen ein.

Der wohl kontroverseste Verfechter der Müsli-Fraktion ist der Arzt Max Otto Bruker. Mit seiner Überzeugung „Der Mensch wird krank, weil er sich falsch ernährt" erhob er die Vollwertkost zu einer effizienten Heilmethode. Er legte sich in lang währenden Rechtsstreits mit der Zuckerindustrie an, aber auch mit der DGE, die er als „industriefreundlich" bezeichnete. Besonders weißes Mehl und Zucker waren ihm ein Dorn im Auge. Er schrieb Abstruses wie „Weißmehl tötet Ratten", stellte aber auch Thesen auf, die inzwischen durchaus belegt worden sind, wie „der Cholesteringehalt der Nahrung ist belanglos".

Anfang der 1980er Jahre entstand die „Gießener Konzeption der Vollwert-Ernährung" unter Federführung von Claus Leitzmann, Karl von Koerber und Thomas Männle. Diese verhalf den Anhängern der vegetarischen Biokost zu einem Quäntchen akademischer Anerkennung.

Geschichte der Ernährungsempfehlungen

Parallel zu den Vollwertköstlern entwickelten Ernährungswissenschaftler ihre Theorie von gesunder Nahrung. Erste Regeln wurden entwickelt, um Soldaten an der Front der Weltkriege mit genügend Nahrungsmitteln zu versorgen, sodass sie nicht frühzeitig von einer Infektion dahingerafft wurden. Zeitgleich erforschte man die Funktionen der verschiedenen Vitamine und Mineralstoffe, die, wie man immer besser erkannte, der Körper essenziell braucht. 1928 isolierte etwa der ungarische Forscher Albert von Szent-György Vitamin C (Ascorbinsäure) aus Zitronensaft. Jetzt erst konnte man dem gefürchteten Skorbut, der die Menschheit bereits seit 2000 v. Chr. plagte, eine Therapie entgegensetzen. Szent-György war es auch, der mit der Substanz Citrin das erste Flavonoid entdeckte. Er taufte es Vitamin P. Der Vitamin-Status wurde dem Citrin jedoch bald abgesprochen, schließlich ließ sich durch das Fehlen von Citrin in der Nahrung keine Mangelerscheinung diagnostizieren. 1941 wurde mit der Folsäure (Vitamin B9) das letzte Vitamin entdeckt.

Heute finden sich all die lebenswichtigen Stoffe (Kohlenhydrate, Fett, Protein, Vitamine, Mineralstoffe und Spurenelemente) mit Mindestmengen in den Nährwerttabellen der DGE. Aber auch die Weltgesundheitsorganisation (WHO) und andere Institutionen geben solche Tabellen heraus. Die Angaben unterscheiden sich hier teilweise gewaltig. Kalzium wird von der Österreichischen Gesellschaft für Ernährung zum Beispiel mit einem Bedarf von 1000 Milligramm täglich angegeben, während die WHO 450 Milligramm als ausreichend angibt. Warum das so ist? Weltweit legt man unterschiedliche wissenschaftliche Maßstäbe an. Und man weiß teilweise über die Nährstoffe sehr wenig, etwa, wie viel Kalzium tatsächlich vom Darm ins Blut gelangt. Generell geht man davon aus, dass ein Erwachsener circa ein Drittel des aufgenommenen Kalziums absorbiert. Bei Säuglingen, schwangeren und stillenden Frauen erhöht sich dieser Wert auf bis zu 75 Prozent. Der Mensch passt sich also mit seinem Stoffwechsel an den Bedarf an. Nicht alle Menschen lassen sich über einen Kamm scheren.

Die Theorien der Vollwertköstler und der akademischen Gemeinde mündeten schließlich – als man das Potenzial der Ernährung als primärpräventives Instrument erkannt hatte – in den heute geltenden 10 Regeln der DGE für eine gesunde Ernährung. Diese sollen helfen, „genussvoll und gesund erhaltend" zu essen.

1. Vielseitig essen: Genießen Sie die Lebensmittelvielfalt: Merkmale einer ausgewogenen Ernährung sind abwechslungsreiche Auswahl, geeignete Kombination und angemessene Mengen nährstoffreicher und energiearmer Lebensmittel.

2. Reichlich Getreideprodukte – und Kartoffeln: Brot, Nudeln, Reis, Getreideflocken, am besten aus Vollkorn, sowie Kartoffeln enthalten kaum Fett, aber reichlich Vitamine, Mineralstoffe, Spurenelemente sowie Ballaststoffe und sekundäre Pflanzenstoffe. Verzehren Sie diese Lebensmittel mit möglichst fettarmen Zutaten.

3. Gemüse und Obst – Nimm „5" am Tag …: Genießen Sie 5 Portionen Gemüse und Obst am Tag, möglichst frisch, nur kurz gegart, oder auch eine Portion als Saft – idealerweise zu jeder Hauptmahlzeit und auch als Zwischenmahlzeit: Damit werden Sie reichlich mit Vitaminen, Mineralstoffen sowie Ballaststoffen und sekundären Pflanzenstoffen (z. B. Carotinoiden, Flavonoiden) versorgt. Das Beste, was Sie für Ihre Gesundheit tun können.

4. Täglich Milch und Milchprodukte; ein- bis zweimal in der Woche Fisch; Fleisch, Wurstwaren sowie Eier in Maßen. Diese Lebensmittel enthalten wertvolle Nährstoffe, wie z. B. Kalzium in Milch, Jod, Selen und Omega-3-Fettsäuren in Seefisch. Fleisch ist wegen des hohen Beitrags an verfügbarem Eisen und an den Vitaminen B1, B6 und B12 vorteilhaft. Mengen von 300–600 g Fleisch und Wurst pro Woche reichen hierfür aus. Bevorzugen Sie fettarme Produkte, vor allem bei Fleischerzeugnissen und Milchprodukten.

5. Wenig Fett und fettreiche Lebensmittel: Fett liefert lebensnotwendige (essenzielle) Fettsäuren und fetthaltige Lebensmittel enthalten auch fettlösliche Vitamine. Fett ist besonders energiereich, daher kann zu viel Nahrungsfett Übergewicht fördern. Zu viele gesättigte Fettsäuren erhöhen das Risiko für Fettstoffwechselstörungen, mit der möglichen Folge von Herz-Kreislauf-Krankheiten. Bevor-

zugen Sie pflanzliche Öle und Fette (z.B. Raps- und Sojaöl und daraus hergestellte Streichfette). Achten Sie auf unsichtbares Fett, das in Fleischerzeugnissen, Milchprodukten, Gebäck und Süßwaren sowie in Fast-Food- und Fertigprodukten meist enthalten ist. Insgesamt 60–80 Gramm Fett pro Tag reichen aus.

6. Zucker und Salz in Maßen: Verzehren Sie Zucker und Lebensmittel, bzw. Getränke, die mit verschiedenen Zuckerarten (z.B. Glukosesirup) hergestellt wurden, nur gelegentlich. Würzen Sie kreativ mit Kräutern und Gewürzen und wenig Salz. Verwenden Sie Salz mit Jod und Fluorid.

7. Reichlich Flüssigkeit: Wasser ist absolut lebensnotwendig. Trinken Sie rund 1,5 Liter Flüssigkeit jeden Tag. Bevorzugen Sie Wasser – ohne oder mit Kohlensäure – und andere kalorienarme Getränke. Alkoholische Getränke sollten nur gelegentlich und nur in kleinen Mengen konsumiert werden.

8. Schmackhaft und schonend zubereiten: Garen Sie die jeweiligen Speisen bei möglichst niedrigen Temperaturen, soweit es geht kurz, mit wenig Wasser und wenig Fett – das erhält den natürlichen Geschmack, schont die Nährstoffe und verhindert die Bildung schädlicher Verbindungen.

9. Nehmen Sie sich Zeit, genießen Sie Ihr Essen: Bewusstes Essen hilft, richtig zu essen. Auch das Auge isst mit. Lassen Sie sich Zeit beim Essen. Das macht Spaß, regt an, vielseitig zuzugreifen, und fördert das Sättigungsempfinden.

10. Achten Sie auf Ihr Gewicht und bleiben Sie in Bewegung: Ausgewogene Ernährung, viel körperliche Bewegung und Sport (30 bis 60 Minuten pro Tag) gehören zusammen. Mit dem richtigen Körpergewicht fühlen Sie sich wohl und fördern Ihre Gesundheit.

Puzzlestück für Puzzlestück
zur Evidenz

Doch wie kommen Ernährungswissenschaftler genau dazu, etwa auch grünen Tee anzupreisen oder von Schweineschmalz abzuraten? Wie erforscht man, welche Nahrungsmittel wie im Körper wirken? Dazu geht man Schritt für Schritt vor. Meist gibt es erste Hinweise aus epidemiologischen Studien. Etwa: Bestimmte Krebsarten wie Brust- oder Dickdarmkrebs gibt es in Japan kaum. Dafür treten diese Krankheiten aber bei Japanern auf, die in die USA auswandern. Nun fällt an der traditionellen japanischen Ernährung auf, dass hier sehr viele Sojaprodukte wie Tofu, Tempeh, Miso oder Sojasauce vorkommen. Und so schloss man vor über 20 Jahren, dass Soja wohl bestimmte positive Effekte bei der Krebsprävention inne habe. Heute sieht man das anders (siehe Kapitel 3).

Hat man nun ein bestimmtes Lebensmittel im Visier, versucht man zuerst die Inhaltsstoffe aufzuspüren, die das größte Gesundheitspotenzial haben. Ich habe zum Beispiel in meiner Diplomarbeit versucht Krebszellen, die in Zellkultur-Flaschen wuchsen, mit Pilz-Extrakten abzutöten. Der essbare Affenkopfpilz, *Hericium Erinaceus,* und viele andere Pilze werden in der asiatischen Medizin seit Jahrhunderten als Mittel gegen diverse Leiden eingesetzt, u.a. gegen Krebs. Zudem finden sich diese Pilze in China auch häufig auf dem Speiseplan. Darum wollte ich wissen, ob *Hericium Erinaceus* überhaupt Stoffe zu bieten hat, die Krebszellen am Wachsen hindern. Getrocknet und in verschiedenerlei Alkoholen zerlegt, trug ich die Pilz-Extrakte in absteigenden Verdünnungen auf die Zellen auf. Ich hatte am Schluss keine besonders preisverdächtigen Ergebnisse vorzuweisen, weil ich schlichtweg zu wenige Versuche gemacht hatte. Aber man konnte aus dem Wenigen schon schließen: Irgendwelche Substanzen im Affenkopfpilz munden den Krebszellen gar nicht. In einigen Versuchsreihen war das Krebsgewebe eindeutig zerklüftet und zerstört. Ich konnte das unter dem Mikroskop sehen. Natürlich reicht das nicht als Beweis dafür aus, dass der Affenkopfpilz – der nebenbei bemerkt hervorragend schmeckt – ein Anti-Krebs-Mittel ist. Solche „Toxizitätstests" sind Puzzleteilchen, die gemeinsam mit anderen Versuchen schließlich dazu führen, dass es eine gewisse „Evidenz", also Beweise, gibt. Ein nächster Schritt im Falle des Affenkopfpilzes wäre zum Beispiel gewesen, zu ergründen, welche Stoffe sich in dem Pilz befinden und welche am stärksten gegen die Tumorzellen wirken.

Tierversuche sind nie Beweis genug

Man hätte auch Tierversuche anschließen können. Etwa mit Ratten oder so genannten Knock-out-Mäusen. Oft werden Experimente – etwa bei der Frage, wie sich Hungern auf den Stoffwechsel auswirkt – auch mit Fadenwürmern bewerkstelligt. Der Laie fragt sich sicher auch hierbei, ob man auf diesem Weg etwas über die Vorgänge im menschlichen Organismus lernen kann. Einzelne Tierversuche sagen wenig aus. Wissenschaftler formulieren es schärfer: *„Mice tell lies."* Aber sie liefern einen Fingerzeig darauf, was bestimmte Lebensmittel-Inhaltsstoffe möglicherweise auch im Menschen vermögen. Genau solche Studien werden allerdings oft zitiert, ob für Werbezwecke ominöser „Bilberry"-Pillen, die gegen Infarkt, Schlaganfall, Tinnitus, Verkalkung und Vergesslichkeit helfen sollen, oder ob sie Eingang in diverse Zeitungsartikel finden. So wurde ein Zellkulturversuch mit dem Curry-Inhaltsstoff „Curcumin" plötzlich zur schlichtweg falschen Schlagzeile umgemodelt: „Currywurst schützt vor Alzheimer".

Das Kreuz mit Human-Studien

Für einen echten Beweis fehlt die Human-Studie. Womit wir bei der „Epidemiologie" angelangt sind. Diese Wissenschaft gibt es seit etwa 250 Jahren, und sie beschäftigte sich anfangs damit, warum bestimmte Infektionskrankheiten ausbrechen und wie man Epidemien verhindern kann. Nun sind Infektionskrankheiten in den USA und Europa durch verbesserte Hygiene und die Erfindung von Impfstoffen und Antibiotika stark zurückgedrängt worden. Darum widmen sich die modernen Epidemiologen vorrangig der Vorbeugung von Zivilisationskrankheiten wie Krebs und Herzinfarkt.

Der Goldstandard der Human-Studie ist: Placebo-kontrolliert, doppel-blind und randomisiert. Das heißt: Zum Vergleich erhält eine Patientengruppe den Wirkstoff, die andere ein Scheinmedikament, das keinen Wirkstoff enthält; weder der behandelnde Arzt noch der Patient wissen, ob es sich bei der angewandten Therapie um Placebo oder Verum handelt; und die Entscheidung, welcher Patient welcher Therapie zugeordnet wird, erfolgt nach dem Zufallsprinzip. Fällt Ihnen etwas auf? Das funktioniert nicht für Ernährung, schließlich ist ein Kartoffelsalat ein komplexes Gemisch verschiedener Nährstoffe. Zudem gibt es kein Placebo. Man kann ja niemandem verbieten, sich über Jahre etwa ballaststofffrei zu ernähren. Für ihn wäre nicht nur Brot tabu, auch Obst und Gemüse, Nüsse, Bohnen etc. müsste er meiden.

Darum sind die großen Studien, die sich mit dem *Gesundheitspotenzial* von Ernährung befassen, etwa die US-amerikanische *Nurses' Health Study*, die Krankenschwester-Gesundheitsstudie, die ich im Vorwort erwähnte, oder auch die europäische EPIC-Studie so genannte „Beobachtungsstudien". Sie sammeln, je nachdem ob es sich um eine retrospektive oder prospektive Studie handelt, im Rückblick oder am Beginn der Studie Daten zur Ernährungsweise und beobachten dann über die Jahre hinweg, welche Krankheiten bei den Studienteilnehmern auftreten.

EPIC ist eine europäische Langzeitstudie, die seit 1994 das Ernährungsverhalten von über 500 000 Personen über 20 Jahre prospektiv verfolgt. Die vorausblickenden Studien haben den Nachteil, dass sich die Menschen nicht gerne auf den Teller blicken lassen. Sie sehen Essen als ihre Privatangelegenheit an. Versuchen Sie einmal aufzuschreiben, was Sie die letzten 24 Stunden gegessen und getrunken haben. Dieser so genannte 24-Stunden-Recall ist eine übliche Methode bei Ernährungsbefragungen; aus zwei Gläsern Wein wird dann plötzlich nur eines, auch Süßigkeiten werden gerne unterschlagen. Wenn Sie eine Woche lang Ihr Essen abwiegen (7-Tage-Ernährungsprotokoll), werden Sie höchst wahrscheinlich ihre Gewohnheiten verändern. Sie zügeln sich beim Alkohol oder verzichten auf die Sahnetorte. Mogeln werden Sie besonders dann, wenn Sie jung sind oder eine Frau; wenn Sie ein paar Pfunde zu viel auf die Waage bringen oder gerne dünner wären. Die Fehlerquote von solchen Studien kann bei bis zu 50 Prozent liegen.

Dabei sind retrospektive, rückblickende Studien auch nicht ohne Makel. Sie haben den Nachteil, dass sich Studienteilnehmer möglicherweise daran erinnern müssen, was sie vor 30 Jahren gegessen oder wie viel sie gewogen haben. Aber gerade aus solchen Beobachtungsstudien hat man das Fazit gezogen, dass Obst und Gemüse so sagenhaft gesund ist, dass Fleisch und Fetthaltiges schadet, dass Übergewicht krank macht und dass Ballaststoffe vor Dickdarmkrebs bewahren.

Wie lange sollen Menschen für die Wissenschaft darben dürfen?

Um einen echten Beweis zu haben, müsste man Interventionsstudien durchführen, meinen einige Ärzte und Epidemiologen. Das heißt, man sieht den Menschen nicht einfach dabei zu, was sie so alltäglich in ihren Pfannen brutzeln, sondern man gibt ihnen vor, was sie essen sollen.

Die bekannteste und bislang größte Interventionsstudie ist die *„Women's Health Initiative Randomized Controlled Modification Trial"*, die von 40 Forschungsinstituten in den USA durchgeführt wurde. Ihre Macher haben sie sogar als Rolls-Royce unter den Ernährungsstudien tituliert. Man wollte testen, wie sich eine fettarme, obst-, gemüse- und getreidereiche Ernährung auf das Brust- und Dickdarmkrebs-Risiko sowie auf Herzkrankheiten auswirkt. Dazu rekrutierten die Forscher 48 835 Frauen im Alter von 50 bis 79, also nach der Menopause, und leiteten sie an, acht Jahre lang eine spezielle Diät zu befolgen. Genauer: Es sollten nur 20 Prozent der täglich aufgenommenen Kalorien aus Fett stammen. Zum Vergleich: Die DGE empfiehlt höchstens 30 Prozent. Obst und Gemüse sollte fünf Mal oder noch häufiger auf dem Speiseplan stehen. Vollkornprodukte waren mit sechs oder mehr Portionen täglich geboten. Wollen Sie die Ergebnisse wissen? Ernüchternd. Es gab praktisch keine Unterschiede zwischen der Gruppe, die sich so lange das Fett vom Munde absparte und dafür seinen Hunger mit Obst, Gemüse und Vollkornprodukten stillte, und den Normalessenden. Die Cholesterinwerte waren bei den Diäthaltenden fast genauso hoch wie in der Kontrollgruppe. Auch invasive Krebsarten und Herz-Kreislauf-Erkrankungen traten bei allen Frauen in etwa gleich häufig auf, ausgenommen Eierstockkrebs, der tatsächlich in der *„low-fat"*-Gruppe etwas seltener diagnostiziert wurde.

Nun kommt das Aber. Man kann nämlich auch diese Studie kritisieren – viele Wissenschaftler haben das getan. Der tatsächliche Unterschied bei der Menge an Obst und Gemüse war beispielsweise gar nicht so groß. So aß die eine Gruppe fünf Portionen Grünzeug am Tag, die Kontrollgruppe schaffte immerhin vier. Zudem konnten die Teilnehmerinnen in der Interventionsgruppe natürlich die 20-Prozent-Fett-Marke nicht einhalten. Sie nahmen letztendlich trotz anderslautender Instruktion 29 Prozent ihrer Kalorien in Form von Ölen und Fetten auf – kein großer Unterschied also zur Kontrollgruppe, deren Nahrung zu 35 Prozent aus Fett bestand. Es wurde zudem nur die Fettmenge reduziert, nicht aber nach der *Art* des Fettes unterschieden. So gilt vielen Experten heute das Pflanzen- oder Fischfett als wertvoller als das aus Butter und Schweinenacken. 1993, als die WHI-Studie erdacht wurde, galt allerdings noch das *Low-Fat*-Mantra. Dass es nicht so sehr auf die Fettmenge ankommt, zeigt ein Blick nach Spanien. Dort stammen 40 Prozent der täglichen Gesamtkalorien aus Fett. Die Spanier ertränken jedes Gericht in Olivenöl und sind geradezu verliebt in ihre Schinkenspezialität Jamón Serrano und die Innereien-Gerichte. Trotzdem verzeichnet Spanien mit die niedrigsten Krebs- und Herzinfarktraten in Europa.

Trotzdem verteidigen die WHI-Studienautoren ihr Baby. Ross Prentice, Statistiker am Fred Hutchinson Cancer Research Center in Seattle und WHI-Mitautor, haben die Resultate nicht besonders überrascht. Man habe ja nur eine Komponente in der Nahrung, das Fett, untersucht, nicht aber niedrigkalorische Diäten, gesättigte Fette, Transfettsäuren oder sportliche Betätigung.

Interventionsstudien sind auch darum nur begrenzt durchführbar, weil sie als ethisch bedenklich gelten. Undenkbar wäre etwa, einer Gruppe über mehrere Jahre Obst und Gemüse zu verbieten, während andere mehr als fünf Portionen davon vertilgen sollen. Zudem verschlingen solche Studien horrende Summen, schließlich braucht man dafür ein ganzes Heer an Ernährungsberatern, die mehrmals während der Studie die Teilnehmer schulen und sie bei der Stange halten. Für die WHI-Studie hat man die besten Foodcoaches des Landes angeworben. Die US-amerikanischen Steuerzahler haben zwei Milliarden Dollar berappt.

Kurzum: Das Dilemma der Ernährungswissenschaft ist die Komplexität ihrer Studienobjekte. Nicht nur die „Arzneien" (Grüntee, Soja, Vollkorn) enthalten eine Vielzahl an Substanzen, die nur schwer allesamt aufzuspüren und zu benennen sind. Auch die „Patienten" machen Ernährungsexperten einen Strich durch die Rechnung, weil Lebensmittel eben keine Pillen sind, sondern einen Großteil unseres sozio-psychologischen Lebensstils beeinflussen. So sagte Peter Stehle, Vorsitzender der DGE, 2006 in einem Vortrag: „Generell ist die Frage der optimalen Prävention nur sehr schwierig zu beantworten, da keine Langzeitstudien unter kontrollierten Bedingungen zur Verfügung stehen (und nie zur Verfügung stehen werden). (…) Fassen wir gegenwärtiges Wissen über die möglichen Wirkungen von sekundären Pflanzenstoffen, Folsäure, Ballaststoffen und Vitamin K zusammen, kann gefolgert werden, dass für den Erwachsenen eine vegetarisch optimierte, obst- und gemüsereiche Kost möglicherweise aus genereller präventiver Sicht günstig ist." Vielleicht hat diese Art der vorsichtigen Formulierung der DGE ihren Ruf als konservatives Gremium eingebrockt. Ich lese in diesen Zeilen: Es gibt keine endgültigen Beweise, dass gesundes Essen tatsächlich gesund erhält. Und ich begrüße sehr, dass hier keine Versprechungen gemacht werden, wie das oft bei alternativen Ernährungsgurus, aber mittlerweile auch bei einigen Wissenschaftlern der Fall ist.

Wissen wir wirklich, was uns gesund erhält? – Ernährungswissenschaft in der Klemme

Es ist keineswegs ein Zufall, dass die Ernährungswissenschaft gerade jetzt in die Bredouille gerät. Gerade jetzt, wo die Medizin eine eindeutige Beweislage für Diagnostik und Behandlungsweisen einfordert, „evidenzbasierte Medizin" genannt. Leitlinien geben den praktizierenden Ärzten einen Überblick darüber, welches Vorgehen für welche Malaise einen Nutzen bringt. So gibt es seit 2007 eine Fettleitlinie der DGE. Auch die *Cochrane Collaboration* hat sich auf die Fahnen geschrieben, Meta-Studien zu Therapien zu verfassen und daraus Handlungsvorschläge zu formulieren. Allerdings gab es 2005 gerade einmal vier Prozent *Cochrane*-Reviews zum Thema Ernährung, einfach, weil es bislang kaum randomisierte, kontrollierte Ernährungsstudien gibt.

Übrigens ist hier nicht nur die Ernährungsepidemiologie in eine Krise geschlittert. Auch die Epidemiologie als gesamte Wissenschaft muss derzeit Rechenschaft darüber ablegen, wie zuverlässig ihre Aussagen sind. So fragte der Wissenschaftsjournalist und Pulitzer-Preisträger Gary Taubes im September 2007 in einem Artikel für die New York Times: „Do we really know what makes us healthy?" Wissen wir tatsächlich, was uns gesund macht? Hier beschreibt er die ganze Bandbreite an Limitationen, mit der Epidemiologen zu kämpfen haben. Und das gilt für die gesamte Prävention, sei es, durch Östrogenpräparate die Wechseljahrbeschwerden hinauszuzögern und Herzinfarkte zu verhindern, oder sei es, sich durch Bewegung gegen Alzheimer zu feien. Das große Manko besteht darin, dass in Beobachtungsstudien keine direkten Kausalitäten gefunden werden können. Auch wenn viele Studien zu dem Schluss kommen, dass Vollwertkost das Herzinfarktrisiko senkt, weiß niemand, ob es tatsächlich die Faserstoffe sind, die da am Werk waren oder vielleicht eine allgemein gesündere Lebensweise der Vollkorn-Freunde.

Das Problem dabei für Otto Normalverbraucher: Wenn viele solcher Studien vorliegen, werden daraus Empfehlungen abgeleitet, die suggerieren, dass man sich bei Befolgen der Tipps seine Gesundheit bewahrte. Diese Empfehlungen greifen aber extrem in den Alltag eines jeden Menschen ein. Es geht hierbei ja nicht darum, regelmäßig einmal am Tag eine Pille einzuwerfen, und bereits damit haben einige Menschen ein Problem. Es geht darum, was der Mensch isst. Mindestens drei- bis fünfmal am Tag sind gesundheitsbewusste Menschen also damit beschäftigt, ihr Ernährungswissen abzurufen. Man möchte annehmen, dass Experten solche Empfehlungen aber nur aussprechen, wenn sie sich ganz sicher sind, dass diese Prävention Nutzen bringt und keine Nebenwirkungen hat. Für viele Präventionsmaßnahmen ist dies derzeit aber nicht der Fall seien dies Vitamintabletten, Sport, Ernährung oder die Einhaltung des Normalgewichts. Trotzdem wird all das empfohlen, frei nach dem Motto: Es könnte ja sein, dass es hilft.

Weil sich aber viele Hypothesen der präventiven Medizin in klinischen Studien nicht bestätigen ließen, ist man heute auch schon etwas vorsichtiger geworden. Einige Forscher machen sich Gedanken darüber, wie man die Methoden verbessern kann. Andere verteidigen die bisherigen Studien als „das Beste, was wir haben", geben aber zumindest zu: „Epidemiologische Studien liefern nur Wahrscheinlichkeiten, nicht aber die Wahrheit." Das weiß man zwar schon lange, neu aber ist, dass dies nun laut in der Öffentlichkeit ausgesprochen wird.

Angstmacherei mit statistischen Taschenspielertricks

Nun ist das Wort Wahrscheinlichkeit allerdings ein sehr abstrakter Begriff und der Laie kann reichlich wenig mit dem dazugehörigen Prozent-Geschwurbel anfangen. Was bedeutet es denn tatsächlich, dass jemand beispielsweise durch eine Handvoll Walnüsse am Tag das Risiko, eine Herzkrankheit zu erleiden, um 11 Prozent senken kann? Wenig, wenn man das Ausgangsrisiko nicht kennt. Der Laie denkt jedoch: „11 Prozent, das ist doch nicht schlecht." Er ahnt ja nicht, dass hier statistische Taschenspielertricks angewendet werden, indem man das relative Risiko angibt, die absoluten Zahlen aber verschweigt. Solche relativen Zahlen findet man in den Medien genauso wie in Broschüren von Fachgesellschaften. Ursprünglich wurden sie von der Pharmaindustrie verwandt, um die Risikominimierung durch eine Arznei groß aussehen zu lassen und um die dann gut verkaufen zu können. Diese Masche funktioniert besonders gut, wenn vorher Schreckenszenarios an die Wand gemalt werden. So las ich etwa kürzlich in der Ärztezeitung: „Schlaganfall-Tsunami rollt auf uns zu". Wen lässt solch eine Meldung kalt? Jeder möchte instinktiv dieser Monster-Welle entkommen und sucht nach Präventionsmaßnahmen. Die Wirkung dieser Maßnahme wird auf der anderen Seite durch relative Risiken aufgeblasen.

So ist das tatsächliche Risiko im Walnuss-Beispiel wie folgt: Nehmen wir an, das Ausgangsrisiko einer Person, an einem Herzinfarkt zu erkranken, läge bei 10 Prozent. Dieses lässt sich anhand eines Risiko-Scores zum Beispiel im Internet berechnen (http://www.chd-taskforce.com). Dazu gibt man Alter, Geschlecht und Cholesterinwerte ein, ob man raucht oder nahe Verwandte vor dem 60. Geburtstag einen Herzinfarkt erlitten. Unser Muster-Mensch würde also in absoluten Zahlen sein Herzinfarktrisiko um 1,1 Prozent (10 Prozent multipliziert mit 11 Prozent), von 10 Prozent auf 8,9 Prozent, senken. Nun sieht die Sache doch schon viel ungefährlicher aus. Verhaltensänderung wird mit solch mickrigen Argumenten natürlich nicht erzielt. Und das fürchten die Präventionsmediziner.

Das eben erwähnte Ausgangsrisiko ermitteln Epidemiologen in Längsschnittstudien. Dabei werden über mehrere Jahre Menschen beobachtet – wie leben sie und wann erkranken sie an einer Krankheit, die den Forscher interessiert? Die Framingham-Studie begann 1950 in einer Kleinstadt nahe Boston. Bis heute wird hier nachgemessen und nachjustiert, was die Risikofaktoren für einen Herzinfarkt bei weißen US-Amerikanern sind und wie hoch das Risiko beziffert werden kann. Für Deutschland gibt es solche Daten kaum. Einig ist man sich jedoch, dass die Ergebnisse der Framingham-Studie auf Europa angewandt zu einer Überschätzung des Herzinfarkt-Risikos führen. Darum gibt es mittlerweile einen auf hiesige Verhältnisse abgestimmten PROCAM-Risiko-Score, den die Universität Münster errechnet hat und der die Höhe des Risikos angibt, innerhalb von zehn Jahren einen Herzinfarkt zu erleiden oder an einer koronaren Herzerkrankung zu sterben.

Zurück zur Walnuss: Jemand, der ein niedriges Herzinfarktrisiko aufweist, etwa eine glücklich verheiratete Frau, mit passablen Cholesterinwerten, in deren Verwandtschaft keine Herzleiden vorkommen, profitiert also nicht von solchen Tipps. Und das gilt für alle Ernährungsratschläge. Ernährung spielt häufig nicht die herausragende Rolle, wenn es darum geht, gesund zu bleiben. Viel prägnanter wird das Krankheitsrisiko etwa durch Rauchen erhöht – um den Faktor 2000 bis 3000. So soll Tabakkonsum 90 Prozent der Lungenkrebs-Fälle bei Männern und 70 Prozent bei Frauen verursachen, 60 Prozent Blasenkrebs-Fälle bei Männern und 25 Prozent bei Frauen. Allerdings gibt es nicht einmal bei diesem hohen Risiko eine „Garantie" für die Krankheit: 70 Prozent der Raucher erkranken nämlich nie an Lungenkrebs.

Für Gesundheitswissenschaftler sind natürlich auch niedrige Wahrscheinlichkeiten von Belang. Schließlich sterben die meisten Menschen hierzulande an Herzinfarkt, Schlaganfall oder Krebs. Auch wenn man nur ein Prozent verhindern könnte, wären das Tausende von Menschen. Aber für den Einzelnen sind diese Tipps wenig effektiv, weil das Befolgen entweder nur sehr wenig oder sogar gar nichts hilft. Und warum soll sich jemand dazu zwingen, die Regeln der DGE zu befolgen, wenn der Erfolg so minimal ist? Selbstverständlich soll hier niemandem ausgeredet werden, sich „gesund" zu ernähren, wenn er das gerne tut und sich dabei wohl fühlt. Das ist doch der Idealfall!

2.

Was ist gesund? Frag den Sponsor!

In der Wirtschaft lautet die Maxime: ständiges Wachstums. Das heißt, angewandt auf die Nahrungsmittelindustrie, dass die Menschen dazu veranlasst werden müssen, immer mehr zu essen, zumal die deutsche Bevölkerung nicht gerade im Wachsen begriffen ist und die Preise für Lebensmittel anders als bei den europäischen Nachbarn seit Jahren auf niedrigstem Niveau dümpeln. Unter diesen widrigen Umständen versuchen Fett- und Nudel-Produzenten, Hersteller von alkoholischen Getränken, von Zucker oder Gemüse, Wachstum zu erzielen. Dass dabei am Gesundheitswert einzelner Speisen ein wenig gedreht wird, befürchtet etwa der Ernährungswissenschaftler Helmut Heseker von der Universität in Paderborn: „Es ist nicht auszuschließen, dass im Kampf um Marktvorteile der gesundheitliche Stellenwert einzelner Nahrungsbestandteile, zum Beispiel Kohlenhydrate und Fett, in verzerrter Weise in die öffentliche Diskussion gebracht wird."

Wer auf traditionellen Märkten nichts erreicht, muss Nischen erobern, die bislang nicht bedient wurden. Besonders interessant sind dabei Produkte, die die kaufkräftigen Kunden erreichen. Und das sind die Menschen, die sich um ihre Gesundheit kümmern, denen Fitness und Ernährung am Herzen liegt. Auch Abnehmwillige sind bereit, sehr viel Geld zu investieren, wenn sie wirklich hoffen können, dass sie mit dem Produkt XY erfolgreich sind. Darum liegt im Bereich „fettarm", „light" oder „Functional Food" seit Jahren ein riesiges Wachstumspotenzial.

Viel Kohle verdient mit der Atkins-Diät

Eindrucksvoll sieht man das in den USA, wo etwa seit dem Jahr 2000 *Low-Carb*-Produkte denjenigen Lebensmitteln den Rang ablaufen, die nicht in dieses Diät-Konzept passen. Die US-Kartoffelerzeuger verbuchten laut dem Markforschungsinstitut AC Nielsen im Jahr 2003 10 Prozent weniger Gewinn, der Reisverzehr sank um 7 Prozent, der Orangensaft-Durst ging um 5 Prozent zurück im Vergleich zum Vorjahr. Dafür legten Eier, Fleisch-Snacks, Speck und Nüsse zu. Manche Fast-Food-Ketten boten an, Fleischbuletten in Kohlblättern zu servieren anstatt zwischen zwei Brötchenhälften. Mit kohlenhydratarmen Produkten verdiente die *Low-Carb*-Industrie 15 Milliarden Euro allein im Jahr 2003. „In den USA haben 30 Millionen Menschen angegeben, *Low-Carb* zu probieren, wir wären verrückt, wenn wir da nicht mitmachen würden", soll ein prominenter Vertreter der Lebensmittelindustrie gesagt haben.

Warum schlug die Theorie, mittels weniger Kohlenhydraten zu einer Wespentaille zu gelangen, überhaupt dermaßen ein? Weil amerikanische Wissenschaftler die Ersten waren, die sich für eine Änderung der Ernährungsempfehlungen weg von vielen Kohlenhydraten hin zu einem Essen, das mehr Fett und Eiweiß erlaubt, ausgesprochen hatten. Der Harvardianer Walter Willett modelte die bis dato gebräuchliche Lebensmittel-Pyramide in die *„Healthy Eating"-Pyramide* um. So wanderten Weißmehlprodukte in die obersten Geschosse der Pyramide, die man nur selten besuchen solle, während pflanzliche Öle und Vollkornprodukte der Basis-Ernährung zugeschlagen wurden.

Nun ist ja nichts Verbotenes daran, Geld zu verdienen, wenn die Wissenschaft Beweise auf den Tisch legen kann und daher eine Nachfrage vorhanden ist. Problematisch wird es jedoch, wenn der Wissenschaft ein wenig nachgeholfen, die Nachfrage erst geschürt wird. Brigitte Neumann vom Europäischen Institut für Lebensmittel- und Ernährungswissenschaft (EULE) hat beispielsweise beobachtet, dass *Low-Carb*-Diäten im Gegensatz zu *Low-Fat*-Diäten in Universitäts-Studien immer dann besonders erfolgreich waren, wenn das Geld von der *Atkins Foundation* stammte. Diese Stiftung stand der Firma *Dr. Atkins Nutritionals*, die selber *Low-Carb*-Produkte herstellte, aber seit 2005 pleite ist, sehr nahe. Die Duke University wurde beispielsweise mit zwei Millionen Dollar bedacht. Auch die Harvard-University erhielt einen Batzen Geld – 285000 Dollar. Neumann geht nicht davon aus, dass hier die Daten gefälscht werden. Allerdings moniert sie, dass Ergebnisse so interpretiert werden, dass sie ins ideologische Konzept passen. Teilweise stimmten auch die Aussagen in den *Abstracts* (das sind die kurzen Zusammenfassungen der Studien) nicht mit der tatsächlichen Datenlage in der Studie überein. Das ist deswegen perfide, weil viele Wissenschaftler, Ärzte und Journalisten häufig aus Zeitnot nur die *Abstracts* überfliegen und so zu einem falschen Schluss kommen. Üblich sei es laut Neumann auch, zu einem Fazit zu kommen, das den Studienergebnissen diametral entgegenläuft. *taz*-Autor Bert Rebhandl meint lapidar: „*Low-Carb* war nichts als ein weiterer Boom, die Vielfalt des Essens auf einen Slogan zu reduzieren. Sicher ist, dass der freie Markt keineswegs die bestmögliche Küche für eine größtmögliche Anzahl von Menschen produziert."

Indes ist die Nachfrage nach kohlenhydratarmen Lebensmitteln wieder etwas abgeflacht. Das könnte sich allerdings auch wieder ändern. Denn: Die amerikanische Diabetesgesellschaft hat im Dezember 2007 einer *Low-Carb*-Ernährung bescheinigt, zumindest für Diabetiker sinnvoll zu sein. Wichtig sei, dass der Diabetiker Pfunde verliert. Wenn er eine *Low-Carb*-Diät besser durchhalten könne, spräche nichts dagegen, so die US-Diabetes-Experten. Was besser zum Abnehmen taugt, ob weniger Nudeln und Reis oder weniger Butter und Fleisch, ist bis heute ein ungelöster Disput.

Studien, die teilweise von der Lebensmittelindustrie und deren „unabhängigen" Stiftungen gesponsert werden, wird es in

Zukunft immer häufiger geben angesichts der schrumpfenden öffentlichen Etats. Längst üblich ist das in der klinischen Forschung, die größtenteils von der Pharmaindustrie bezahlt wird. Wird eine Studie geponsert, muss der Autor unter seinem Fachartikel darauf hinweisen, auf wessen Gehaltsliste er steht. Im Englischen spricht man von *„conflicts of interests"*; die Angabe wird heute von allen renommierten Zeitschriften verlangt. In den USA geht es sogar so weit, dass Wissenschaftler angeben müssen, wenn sie von der Industrie für Vorträge bezahlt werden. Trotzdem: Die Sponsoren haben zwar durch ethische Klauseln wenig Mitspracherecht, versuchen aber trotzdem oft, Ergebnisse zu beeinflussen, wie einige Wissenschaftler beklagen.

Fallstricke in der Forschung

Dass bei Drittmittelforschung Vertrauen nicht unbedingt angebracht ist, bestätigte erstmals eine Studie aus dem Jahr 2006, publiziert in der Fachzeitschrift *Public Library Of Science*. Laut diesem Artikel fallen Industrie-gesponserte Studien zu Getränken durchweg positiver aus als öffentlich finanzierte. David Ludwig, Mediziner am Children's Hospital in Boston, sichtete in fünf Jahren 206 Studien, die den Gesundheitswert von Soft-Drinks, Saft und Milch unter die Lupe nahmen. Immerhin 12 Prozent der Studien waren nur mit Industrie-Geldern möglich – keine davon brachte ein negatives Ergebnis hervor. Getränke wurden untersucht, weil hier sehr große Industrien dahinterstecken (etwa die Zuckerindustrie). Der Gesundheitswert von Getränken spielt vor allem für Kinder eine große Rolle – schließlich sind sie die Hauptkonsumenten. Soft-Drinks führen zu Karies und vermutlich auch zu dicken Hüften.

Der Wissenschaftler Ludwig glaubt, diese Ergebnisse könnten auch für andere Lebensmittel gelten. So ließe sich etwa erklären, warum seit etwa drei Jahren Kaffee in der Presse geradezu als neues Wellness-Getränk mit vielen gesunden „Antioxidanzien" gefeiert wird. Täglich ein Riegel Schokolade, natürlich die bittere, wird von angesehenen Wissenschaftlern gegen dickflüssiges Blut empfohlen. Sogar Bier ist zu einer Art Anti-Aging-Getränk avanciert, weil Hopfenbitterstoffe die Zellen schützen sollen. Ganz falsch sind solche Aussagen natürlich nicht. Fest steht: Kaffee, Schokolode und Bier sind nicht so schädlich, wie lange Zeit angenommen. Sie nun zu Heilmitteln hochzustilisieren entbehrt aber jeglicher wissenschaftlichen Grundlage.

Um das Ergebnis einer Forschungsarbeit zu schönen, geht man etwa so vor: Fragen so stellen, dass sie den Sponsor gut aussehen lassen, unerwünschte Ergebnisse verzögern oder einfach gar nicht veröffentlichen. Eine falsche Fragestellung liegt zum Beispiel in der Diät-Forschung vor, wenn als Ziel der Studie definiert wird, dass jemand weniger wiegt als am Anfang der Studie. Das bekommt man jedoch mit jeder x-beliebigen Diät und jeder krassen Fehlernährung zustande. Viel wichtiger ist es aber zu wissen, wie gesund eine Diät ist, ob sie den Jojo-Effekt verhindert und ob sie lange – am besten das ganze Leben – durchgehalten werden kann.

Allerdings hat der Wissenschaftsbetrieb noch andere Tücken, die dazu führen, dass „unglaubliche" Funde unter Verschluss bleiben, während manipulierte Studien durchgewinkt werden. Und das ganz ohne Einfluss irgendwelcher Sponsoren. Das Prinzip geht so: Wissenschaftler bieten ihre Studien verschiedenen Fachzeitschriften an. Dort prüfen so genannte Reviewer das eingereichte Papier. Selbst erfahrene Reviewer können Fälschungen aber oft nicht entdecken, da Forschung ja geradezu dafür angelegt ist, neues Wissen zu schaffen. So werden möglicherweise falsche Ergebnisse in die Zeitschriften gehievt. Die Kehrseite der Medaille ist jedoch, dass einige Reviewer übervorsichtig sind und spektakuläre Studien ablehnen. Beispielsweise hatte Volker Pudel, Ernährungspsychologe in Göttingen in einer Studie bewiesen, dass Süßstoffe als Ersatz für Zucker nicht zu einer Gewichtsabnahme führen – was nicht weiter verwunderlich ist, da diese erfolgreich in der Schweinmast eingesetzt werden. Keine Fachzeitschrift wollte dies glauben, das Papier liegt bis heute in Pudels Schublade. Und bis heute glaubt der Experte und damit auch der Verbraucher, dass Light-Produkte schlank machen.

Die Soja-Mafia

Auch die Hersteller angeblich „gesunder" Lebensmittel wie Sojabohnen, Kiwis und Nüsse, fahren riesige PR-Kampagnen auf, um die positiven Ergebnisse aus Studien optimal zu verbreiten. Die *Alpro Foundation* heißt zwar nach dem großen Sojaprodukte-Hersteller Alpro Soya, bezeichnet sich aber als „unabhängige, gemeinnützige Organisation, die wissenschaftliche Forschung im Fach Gesundheit und Nahrung unterstützt und fördert". Die Stiftung gibt einen Newsletter an Redaktionen heraus, in dem die Wunderqualitäten von Soja beschrieben werden. Kein Wort von möglichen Nebenwirkungen. Wenn Zeitmangel herrscht, was eine aufwändige Recherche oft verhindert, aber auch, weil immer neue Themen gefordert werden, übernehmen Journalisten dankbar und unkritisch solche Informationen. Dasselbe in Grün gibt es für Kiwis (Zespri) oder für Nüsse: Nucis e.V. in dessen Vorstand Bahlsen Snack-World und die Ültje GmbH an der Seite eines namhaften Ernährungswissenschaftlers vertreten sind.

Andere Industriezweige beauftragen freischaffende PR-Agenturen, um das Image ihres Produktes aufzupolieren. So hat es etwa der Deutsche Teeverband gemacht. Ergebnis war, dass in Redaktionen plötzlich ein Schreiben des „Wissenschaftlichen Informationsdienst Tee" auftauchte, das Studien auflistete, die die

Gesundheit von Teetrinkern bestätigen sollten. Lebensmittel-multis wie Unilever, Nestlé und Danone halten sich mittlerweile einen ganzen Stab an Wissenschaftlern, die ihre Studien in denselben Fachblättern veröffentlichen wie Wissenschaftler, die lediglich ein Uni-Gehalt erhalten.

Dass solche PR-Arbeit erfolgreich ist, zeigt das Beispiel Soja. Sojamilch ist die am schnellsten wachsende Getränkekategorie in amerikanischen Kühlregalen. Der Absatz an Sojamilch ist laut dem Marktforschungsinstitut AC Nielsen im Jahr 2005 weltweit um 30 Prozent angestiegen. Die Kundenbindung an Soja-Produkte ist sehr hoch. Auch der Soja-Konsum in Deutschland steigt rapide. In den USA kommen pro Jahr tausende neue Soja-Produkte auf den Markt, darunter Babynahrung, Nudeln, Tierfutter, diätetische Produkte. Große US-Lebensmittelkonzerne kauften laut P. M.-Magazin einen Soja-Hersteller auf, um den Trend nicht zu verpassen. Diese Nachfrage nach Soja sei dadurch geschürt worden, dass Ärzte geradezu von Soja schwärmten. Die amerikanische Gesundheitsbehörde FDA rät seit 1999 dazu, 25 Gramm Sojaprotein pro Tag zu verspeisen, um sich gegen Herzerkrankungen zu feien. Soja-Produkte dürfen sich darum mit dem Health-Claim *„Good for your heart"* schmücken. Inwieweit das Gesundpotenzial der Bohne mit Mitteln der US-Soja-Industrie (United Soybean Board, USB) zustande kam, ist Spekulation. Sicher ist aber, dass die Risiken der in der Soja steckenden Pflanzenhormone bewusst ignoriert werden und dass hier viel Geld auf dem Spiel steht. Denn: Soja wird vorrangig, zu 90 Prozent, für die Landwirtschaft produziert. Auf dem Tierfuttermarkt wird es aber zunehmend eng. Darum könnte der Soja-Industrie so viel daran gelegen sein, das Gewächs jetzt auch Menschen schmackhaft zu machen. In Wissenschaftlerkreisen spricht man sogar von der „Soja-Mafia".

Hinter Obst und Gemüse
stehen auch finanzielle Interessen

Auch der Verein „5 am Tag e. V." musste sich anhören, eher ein Lobby-Verband denn ein unabhängiger Kampagnen-Organisator zu sein. Der Verein hat sich zum Ziel gesetzt, den Verbrauchern Obst, Gemüse und Nüsse schmackhafter zu machen. Verschiedene Akteure wie Bundesministerien, die DGE, Krebsgesellschaften und Krankenkassen sowie Partner aus der Wirtschaft werden hier – Letztere aus finanziellen Gründen – eingebunden. Zu den Sponsor-Partnern zählen unter anderen: Bundesvereinigung der Erzeugerorganisationen Obst und Gemüse e. V., California Walnut Commission, Centrale Marketinggesellschaft (CMA), Dole Fresh Fruit Europe, Fruchthansa GmbH, Nucis e. V. Deutschland, Obst vom Bodensee Vertriebsgesellschaft, Schwartauer Werke, REWE, Wild Blueberry Association of North America etc. Der Verein stellt Unterrichtsmaterialien zur Verfügung, organisiert Aktionen an Schulen oder Fruchtsaft-Verkostungen in Supermärkten. Zudem informiert die Homepage über wissenschaftliche Erkenntnisse, etwa, dass Flavonoide, die nahezu in allen Obst- und Gemüsesorten enthalten sind, zur Vorbeugung gegen Krebs beitragen können. Oder dass sich Pistazienverzehr positiv auf die Blutfette auswirke. Vergebens sucht man allerdings auch hier negative News, was Obst, Gemüse und Nüsse angeht. Zumal großangelegte Studien derzeit keinen Zusammenhang zwischen einem hohen Obst- und Gemüseverzehr und der Krebsprävention belegen. Trotzdem betont Petra Huber, Pressesprecherin des Vereins, dass die Industrie bei „5 am Tag" kaum ein Wörtchen mitzureden habe: „Um sicherzustellen, dass wissenschaftliche Aussagen und die ‚Politik' anbieterunabhängig sind, kann im Vorstand keine Entscheidung gegen die Gesundheitspartner getroffen werden."

Deutlich wird an diesem Beispiel vor allen Dingen, dass auch hinter einer Schale Himbeeren wirtschaftliche Interessen stehen können und nicht nur hinter Limonade oder Fast Food. Freshfel Europe mit Sitz in Brüssel heißt übrigens die „echte" Obst- und Gemüse-Lobby auf Europa-Ebene. Mitglieder sind wie gehabt: Chiquita, Dole, verschiedene Handels- und Logistik-Unternehmen, z. B. der Deutsche Fruchthandelverband, der immer wieder gegen die Pestizid-Messungen von Greenpeace zu Felde zieht.

Aus der Empfehlung, möglichst viel Grünzeug zu essen, haben findige Industrieköche etwa von Mövenpick, GrandChoice, FruchtBar und Knorr jüngst Kapital geschlagen. Smoothies heißt das flüssige Obst „to go", das laut Hersteller Angaben etwa „2 Portionen Obst am Tag ersetzt" oder „die Hälfte des Tagesbedarfs an Obst und Gemüse deckt". Es besteht aus Fruchtpüree, das mit Säften gemischt eine sämige (smooth) Trinkmahlzeit ergibt. Während diese Geschäftsidee bereits 1960 das Licht der Welt erblickte und in den USA seit Jahren boomt, hat der Trend in Europa und Deutschland erst 2006 richtig eingesetzt. Es wurden weltweit 65 Milliarden Euro damit eingespielt, was 16 Millionen Litern entspricht. Im Jahr davor (2005) waren es lediglich vier Millionen Liter.

Der Rotwein-Irrtum

In manchen Fällen bedarf es aber weder der Marketingleute noch des Erfindergeists von Food-Designern. Die Geschichte vom gesunden Rotwein oder Olivenöl hat sich ganz von alleine erzählt und aufgebauscht. Es reichten Verdachtsmomente aus der Wissenschaft, um diesen Produkten einen Anti-Aging-Touch zu verleihen. In Publikums-Zeitschriften erschienen mehrseitige Artikel über die schlemmenden und dabei vergleichsweise gesunden Franzosen oder über sardische Bauern, die erst im hohen Alter sterben. Nirgendwo sonst in Europa leben so viele Hundertjährige wie auf Sardinien. Diese Berichterstattung hatte positive Folgen für die entsprechenden Industrien: Kein Akademikerhaushalt kommt heute noch ohne diese mediterranen Viktualien aus. Der Wein-Absatz steigt seit Jahren, während die Bierdosen im Kühlregal bleiben. Schätzungsweise sechs Milliarden Euro wurden im Jahr 2005 mit Wein umgesetzt. Bislang gibt es jedoch keine wirklich guten Studien zum Gesundheitspotenzial von Rotwein. Zwar wurde den Abstinenzlern und den Vieltrinkern praktisch immer eine schlechtere Gesundheit bescheinigt als den mäßigen Weingenießern. Das Problem dabei: Abstinenzler rühren meist aus gutem Grund keinen Tropfen Alkohol mehr an, etwa wegen eines überstandenen Alkoholismus, einer zehrenden Krankheit oder einfach wegen hohen Alters. Bei diesen Funden könnte also mitspielen, dass disziplinierte Weintrinker von Haus aus gesünder sind als viele oder gar nicht trinkende – man spricht vom *„healthy user bias".* Diese *Verzerrung* wurde jedoch lange Zeit ignoriert, vielleicht weil die meisten weinliebenden Wissenschaftler mit einem zugedrückten Auge die Studien ausgewertet haben. Und es bringt immer noch einen Lacher, wenn Forscher auf Kongressen zugeben, die Hoffnung auf die gesunderhaltende Wirkung des Weines nicht aufgegeben zu haben. Selbstverständlich hat die Weinindustrie diese Chance erkannt. Seit einigen Jahren gibt sie selbst Studien in Auftrag, legt Ärzte-Zeitschriften Informationsbroschüren über die herzschützende Wirkung des Rotweins bei oder lädt Journalisten zu kostenlosen Weinreisen inklusive Probierpaketen ein.

Und das, obwohl 4,3 Millionen Deutsche alkoholabhängig sind, davon 1,6 Millionen schwer. Jährlich sterben rund 73 000 Personen durch Alkoholmissbrauch, aber auch durch einen Unfall mit einem alkoholisierten Fahrer. Zudem verdichten sich die Beweise, dass Alkohol Krebszellen entstehen lässt, wobei der Mechanismus unklar bleibt. Der Genuss von Bier, Wein und Spirituosen führt zu Mund-, Rachen-, Speiseröhren, Dickdarm- (Männer) und Brustkrebs (mit überzeugender Evidenz). Möglicherweise fördert das tägliche Glas Bier auch Leber- und

Dickdarmkrebs (bei Frauen). In Deutschland könnten 2,5 Prozent der Krebsfälle der Männer und ein Prozent der Krebsfälle der Frauen mit einem übermäßigen Alkoholkonsum erklärt werden. Als mäßig gilt, wenn Männer täglich ein Viertel Wein oder eine Halbe Bier trinken. Bei Frauen gilt die Hälfte als akzeptabel.

Der Verbraucher isst misstrauisch

Nach der Harvard-Getränkestudie äußerten sich zahlreiche Ernährungswissenschaftler besorgt darüber, welche Folgen eine Beeinflussung der Industrie auf das Ansehen ihres Fach haben könnte. Martijn Katan, Ernährungswissenschaftler in Amsterdam, schrieb in einem Kommentar: „Wenn es um Geld und Jobs geht, ist die Angabe von *conflicts of interest* womöglich nicht genug, um Wissenschaftler vor möglichem Druck zu schützen." Deshalb müssten innovative Ideen her, mit denen man solchem Betrug vorbeugt. Auch Helmut Heseker glaubt, „dass die möglicherweise verzerrt dargestellten Zusammenhänge zwischen Gesundheit und Lebensmitteln zur allgemeinen Konfusion beitragen und dass Ernährungsempfehlungen nicht mehr ernst genommen werden".

Das ist bereits heute der Fall: Das Vertrauen in die Ernährungswissenschaft ist auf einem Tiefpunkt angelangt. Ich habe das am eigenen Leib erfahren. Vor allem Ärzte, aber auch Biologen haben mich schief angesehen, wenn ich mich als Ökotrophologin outete. Oft bekam ich auch von Freunden oder Bekannten zu hören: „Brokkoli soll so gesund sein? Morgen wird es eine Gegenstudie dazu geben." Als ich Mitte der 1990er Jahre zu studieren begann, begegnete man meinem Studienfach weniger abschätzig, teilweise wurde ich damals sogar noch um Ernährungstipps gebeten. Umfragen bestätigen das: So finden laut einer Umfrage des ZEIT-Magazins Wissen im Jahr 2006 rund 50 Prozent der Deutschen die unterschiedlichen Ernährungstipps, die man so liest, eher verwirrend. Jeder Zweite gibt also offensichtlich wenig auf die Erkenntnisse aus der dazugehörigen Wissenschaftsdisziplin. So erklärt sich vielleicht auch das allseits beliebte DGE- und Ökotrophologen-Bashing in manchen Medien.

Allerdings meinen Wissenschaftler und seriöse Ernährungsberater, gar nicht so widersprüchliche Empfehlungen zu verbreiten. Es gelte: Wir (Deutschen) essen „zu viel, zu süß, zu fett", und das seit Jahren. Wir müssten demnach mehr bei Obst und Gemüse zulangen, dafür weniger Fleisch und Süßigkeiten verzehren. Nur über Details sei man im Streit. Kurzum: In den Forscherstuben ist man sich keiner Schuld bewusst, wenn die Konfusion der Verbraucher zur Sprache kommt. Gerne zeigen Forscher im gleichen Atemzug mit dem Finger auf die Medien. Die Theorien und Wahrscheinlichkeiten würden in der Presse als Wahrheiten präsentiert, moralisierende Ratschläge würden erst in Gesundheitsformaten von Print, TV und Radio formuliert, nicht von den Fachleuten selber.

Ob nun Lobby-Arbeiter, Journalisten oder die Wissenschaftler mit ihren vollmundigen, voreiligen Versprechungen schuld daran sind, fest steht: Aussagen über gesunde Ernährung und Diät nehmen die Menschen als Stimmengewirr wahr, als nicht ernst zu nehmend. Darum vertrauen viele Menschen in Sachen Ernährung vor allem ihrem Arzt oder auch ihrem Apotheker. (Sie haben richtig verstanden! Der Apotheker ist die Person, die an Formula-Nahrung, Vitamin- oder Schlankheitspillen verdient!) Denn Arzt oder Apotheker sprechen als Einzelpersonen klare Handlungsanweisungen aus. Dass sich der Patient dann meist nicht daran hält, ist wiederum eine andere Sache. Versierte Ernährungsberater werden jedenfalls nicht konsultiert. Diese muss man ja aus eigener Tasche bezahlen, und das lohnt sich schließlich nur, wenn man tatsächlich und nachhaltig vorhat, etwas an seiner Lebensart zu ändern. Die wenigen, die sich hier einfinden, sind dann vor allem stark übergewichtige Menschen, die sehr unter dem Stigma leiden, oder bereits Diabetes-

sowie Herzkranke. Hier kann Ernährungstherapie parallel zur medikamentösen Therapie Wunder wirken.

Nicht zuletzt resultiert das Misstrauen in die „richtige" und „natürliche" Ernährung auch aus den vielen selbst ernannten Gurus, die meinen, dass sie die Weisheit, wie Linus Pauling die Vitamine, mit Löffeln gefressen hätten. Was habe ich nicht alles gelesen, über Wasser-Kuren (mindestens 3 Liter Wasser täglich helfen gegen Krebs und Depressionen), über Lichtnahrung, über Hay'sche Trennkost, Rohkost, Makrobiotik, Säure-Basen-Kost oder Blutgruppendiäten. Jeder Vertreter dieser Ideologien ist überzeugt, dass seine Ernährungslehre die einzig heilsame ist. Lichtköstler behaupten etwa, der menschliche Organismus könne über Jahre hinweg mit einem Minimum an Nahrung und Wasser auskommen. Er könne wie eine Solaranlage aus Licht Energien ziehen, die besonders wertvoll sind: „Es ist von Bio-physikern bestätigt worden, dass beim Menschen drei Viertel der Energiezu- und -abfuhr über elektromagnetische Strahlung geschieht und dass die Energieversorgung unserer Nahrung in diesem Sinne quantitativ eine eher untergeordnete Rolle spielt", liest man im Vorwort des Buches „Leben durch Lichtnahrung". Als Beweis hält die Geschichte des Chemikers Michael Werner her, der nach eigenen Angaben solch eine Tortur bis heute über-lebt hat. Aber was ist das für ein trauriges Leben?

Wer sich nicht an die Regeln seiner selbstgewählten Gesund-heitskaste hält, dem wird prophezeit, elendiglich an Krebs oder durch Herzinfarkt zu sterben und auch noch selber schuld zu sein. Weiterhin bedenklich ist, dass mit alternativen Essformen auch ordentlich Geld verdient wird, was die Anhänger der verschiedenen Heilslehren natürlich vehement abstreiten. Sei es das Himalaya-Salz für 10 Euro das Kilo, das norwegische VOSS-Wasser aus natürlichen Quellen für satte 13 Euro pro 800 Milli-liter oder die Hildegard-von-Bingen-Energie-Kekse, die zwar gut schmecken, aber für einfaches Buttergebäck mit einem Preis von knapp 3 Euro doch etwas teuer sind.

Krank durch gesundes Essen

Wegen der Fixierung der Ernährung auf Gesundheit gibt es immer mehr so genannte „Orthorektiker". So heißen diejenigen Menschen, die pedantisch auf ihre Ernährung achten, die wie Essgestörte unablässig an das nächste Mahl denken, an die Ge- und Verbote ihrer Diät-Gurus, die man ungern zu einem geselligen Essen einlädt, weil man nie so recht weiß, was ihnen munden könnte. Orthorektiker dozieren unermüdlich über Inhaltsstoffe in Lebensmitteln und ihre Wirkungsweise, verzeihen sich „Sünden" nicht, fühlen sich nur gut und etwas wert, wenn sie die sich selbst aufoktroyierten Gebote einhalten. Das Krankheitsbild *Orthorexia nervosa* kennen Ernährungsmediziner seit 1997. „Die ungesündesten Menschen sehen Sie deshalb in Hardcore-Bioläden. In deren Gesichter ist die ganze Sorge um Vitamine und Nährstoffe eingegraben", meinte treffend Sterne-Koch Vincent Klink gegenüber der Süddeutschen Zeitung. Es gibt bislang keine Zahlen darüber, wie viele Menschen sich zwanghaft gesund ernähren. Zudem weiß man wenig darüber, wie viele Menschen tatsächlich den Empfehlungen der DGE folgen. Forscher gehen aber von insgesamt etwa 20 Prozent der Deutschen aus, die sich nicht nur für gesunde Ernährung interessieren, sondern sich auch tatsächlich „gesund" ernähren.

Viele andere Menschen haben glücklicherweise ihre Ohren auf Durchzug gestellt, wenn neue Diättipps auf sie einprasseln. Sie lassen sich von der Wunderwaffe Brokkoli nicht beeindrucken, nicht vom Aloe-Vera-freundlich-zur-Haut-Joghurt, nicht vom dickmachenden Schinkenbrot. Soziologen haben dafür eine Erklärung: Diese Menschen wollen sich nicht ins Essen reinreden lassen, weil es eine Alltagshandlung ist, weil sie es (noch) als ein eigenes Territorium empfinden, auch als Freiheitszone. Ein Territorium, auf dem Lust, Befriedigung, Selbstzerstörung, Ekel, Hygienevorstellungen, Religiosität, Kreativität, Ästhetik, Erinnerungen und Rituale sehr nahe beieinanderliegen. Noch setzen die meisten Menschen Ernährungsregeln also nicht über ihre biologischen und kulturellen Bedürfnisse. Und das ist gut so. Wenn man dem Soziologen Kaufmann Glauben schenkt, dann wird die Zahl der Abtrünnigen, derjenigen also, die sich nicht um gesundes Essen scheren oder eigene Regeln für ihr individuelles Wohlfühl-Mahl aufstellen, sogar eher zunehmen. Denn: Je genauer die Wissenschaft über die richtige Ernährung Bescheid weiß, desto strenger werden die Regeln formuliert und desto weniger können und wollen sich die Menschen daran halten.

Nix ist dran an Functional Food

Finden Sie es langweilig, immer nur Brot, Milch, Käse, Obst und Gemüse in Ihren Einkaufskorb zu legen? Vermissen Sie dabei das Aufregende, das Bunte, das gesunde Versprechen? Das bieten Ihnen die Erfinder von „Functional Food", Essen mit Zusatznutzen. Ob probiotischer Joghurt, Brot mit Omega-3-Fettsäuren, phytosterolhaltige Becel-Margarine oder „Beauty Food" gegen Pickel, Falten und Schweißgeruch – hierin gipfelt das Verständnis von Lebensmitteln als Heilmittel. Der Gang zum Apotheker wird überflüssig, in einer schönen, neuen Welt kauft der Mensch nämlich gemäß seinem Genprofil Anti-Falten-Wasser, Tomaten mit zehnfachem Lycopin-Gehalt oder jodhaltige Eier. Hier liefert der Landwirt nur noch Basisprodukte, die in den Suppenküchen der Pharmafirmen aufgrund neuer wissenschaftlicher Erkenntnisse umgemodelt werden. Novartis hat bereits Nahrungsmittel mit einer positiven Wirkung auf Magen-Darm-Trakt und Herz in der Pipeline.

Laut einer Umfrage der Marktforschung AC Nielsen achten bereits heute 30 Prozent der Verbraucher beim Einkauf auf einen Zusatznutzen. Das bescherte Unternehmen wie Novartis, Unilever oder Danone 20 Milliarden Euro pro Jahr. 2010 könnten es nach optimistischen Schätzungen bis zu 100 Milliarden Euro jährlich sein. Die prominenteste Erfolgsgeschichte schrieb bislang der probiotische Joghurt. Sogar Bio-Anbieter sind auf diesen Zug aufgesprungen, schließlich sollen diese Joghurts wissenschaftlich geprüft gegen Durchfall, ein geschwächtes Immunsystem und Neurodermitis helfen. Nebenwirkungen sind bislang nicht bekannt. Auch darum wird der Markt voraussichtlich weiter wachsen, schon 2005 lag das Umsatzwachstum bei probiotischen Joghurts bei knapp 17 Prozent, 2006 sogar bei 23 Prozent. Nestlé steckte bei Einführung seines LC1-Joghurts 16 Millionen in die Werbung. Allerdings kaufen neun von zehn Verbrauchern Designer-Joghurt vergebens, denn jeder Mensch hat eine einzigartige Darmflora, die Wirkung der Produkte ist daher extrem unterschiedlich. Zudem müsste man über einen gewissen Zeitraum täglich Probiotika löffeln, damit sie überhaupt eine Wirkung zeigten.

Nicht so harmlos sind cholesterinsenkende Lebensmittel. Die etwa in der Margarine *pro activ* von Becel steckenden Pflanzensterole drücken das Cholesterin im Blut. Dass hiermit auch die Aufnahme von Vitaminen und gesunden Fettsäuren vereitelt wird, monieren mittlerweile diverse Verbraucherzentralen. Und: Forscher entdeckten, dass Menschen mit hohen Phytosterin-Werten ein erhöhtes Risiko für Herzkrankheiten haben. Je mehr solcher künstlicher Fette man aber verzehrt, desto mehr gelangen auch ins Blut.

Gesünder durch Health Claims? Eher nicht

In Brüssel wurde jüngst ein erbitterter Kampf darum ausgefochten, welche Mengen an Mineralstoffen, Vitaminen, sekundären Pflanzenstoffen, Salz, Zucker und Fett die Food-Industrie in einzelne Produkte mixen und mit welchen Slogans (Health Claims) dafür geworben werden darf. Zwar gilt die „Health Claim Verordnung" seit Januar 2007 europaweit. Ein Großteil der Beschlüsse wird aber erst nach und nach bis spätestens 2010 in die Tat umgesetzt. Herzstück der Verordnung stellen die so genannten Nährwertprofile dar. Diese Profile legen fest, wie viel Fett, Kohlenhydrate, Zucker etc. ein Lebensmittel enthalten darf, um als gesund zu gelten. Entspricht ein Lebensmittel nicht dem Profil, darf es nicht mit nährwert- oder gesundheitsbezogenen Aussagen werben.

In der Vorbereitungsphase saßen also europäische Ernährungswissenschaftler zusammen und mussten beantworten, welche Stoffe im Knuspermüsli oder im Nimm-2-Bonbon erwiesenermaßen gesund sind und welche dagegen krank machen. Leider wisse man das nicht, gab der Ernährungswissenschaftler Günther Wolfram in einer Anhörung des Bundestags zum Thema Verbraucherschutz zu Bedenken. Man kenne nur gesunde Ernährungs*muster* wie die Vollwert-Ernährung der DGE oder die mediterrane Diät.

Trotz dieser Wissenslücke hat man definiert, welche Mengen etwa an Salz (0,12 Natrium pro 100 Gramm), gesättigten Fetten (mehr als 1,5 g pro 100 g) oder Zucker (mehr als 5 g pro 100 g) in einem Fertigprodukt als ungesund oder wie viel Ballaststoffe (mindestens 3 g pro 100 g), Vitamin C (mind. 33 Milligramm pro 100 g) oder Protein (mind. 12 Prozent des Gesamtenergiegehaltes) als gesund gelten. Lebensmittelhersteller müssen zudem Studien vorweisen können, wenn ihr Produkt die Grenze zwischen Lebensmittel und Arznei überschreiten soll. Die Sache hat also einen noblen Hintergedanken. Fragwürdig bleibt die ganze Geschichte aber aus wissenschaftlicher Sicht und weil niemand so genau weiß, ob der Verbraucher tatsächlich von dieser Kennzeichnung profitiert. Derweil schläft aber die Food-Industrie nicht und ist dabei, eigene Kennzeichnungssysteme einzuführen. Was große Verwirrung stiften wird.

Schon in einem frühen Stadium hat die 50 000 Mann starke europäische Food-Lobby versucht, Einfluss zu nehmen. So führte die Zuckerindustrie in Vorgesprächen an, man wisse ja noch gar nicht, wie viel Zucker krank mache. Die WHO geht von 50 bis 60 Gramm pro Tag aus, der europäische Lebensmittelverband von satten 90. Tatsächlich gibt es wenige Studien, die einen hohen Zuckerverzehr mit Fettleibigkeit oder anderen Krankheiten wie etwa Dickdarm- und Pankreaskrebs in Verbindung bringen. Warum? Zucker wurde manchmal nur als Haushaltszucker, nicht aber inklusive des versteckten Zuckers in Fertigprodukten gemessen. Manche Studien analysieren alle Zuckerarten, die sich in Lebensmitteln tummeln, auch Fruchtzucker und Milchzucker. Bewiesen ist nur, dass Schleckereien zu Karies führen. Erinnern wir uns an die Getränke-Studie der Harvard Universität, könnte noch ein anderer Grund hinter den fehlenden Beweisen liegen: Negative Ergebnisse wurden womöglich gar nicht veröffentlicht.

Misstrauen Sie Fertigprodukten

So sehr ich für Freiheit und Genuss beim Essen bin – Fertigprodukte in großem Maße sind nicht ratsam. Vielleicht mag der eine oder andere von Ihnen gesundheitlich keinen Schaden nehmen, wenn er Tütensuppen, Fertig-Lasagne, Tiefkühl-Pommes und Pizza täglich isst. Von Genuss kann jedoch keine Rede sein. Alles schmeckt gleich – nach Erdbeeraroma, nach Glutamat, nach Vanillin, zu süß und gleichzeitig versalzen. Für Kinder hat es sogar noch schlimmere Folgen. Denn in den ersten Lebensjahren findet die frühkindliche Geschmacksprägung statt. Wer hier mit Salzhaltigem, Zuckersüßem oder Aromageschwängertem aufgezogen wird, wird sein ganzes Leben nach diesem Geschmackserlebnis suchen. Zudem werden künstliche Zusatzstoffe und Kindernahrung im Zusammenhang mit dem Zappelphilipp-Syndrom diskutiert. Mit Argusaugen schauen Wissenschaftler auch auf Zitronensäure in Süßwaren. Diese erodieren den Zahnschmelz wesentlich effektiver als Zucker. Der Geschmacksverstärker Glutamat könnte die Blut-Hirn-Schranke überschreiten und dort als Nervengift wirken. Sicher ist das weiße Pulver aber ungeeignet für viele Asthmatiker. Der als „gesunder Zucker" angepriesene Fruchtzucker ist womöglich noch schädlicher für die schlanke Linie als der in Misskredit geratene Kristallzucker, der aus Frucht- und Traubenzucker in gleichen Teilen besteht. Süßstoffe wie Aspartam könnten krebserregend sein. Stärkepulver etwa in Tütensuppen ist Gift für Diabetiker, weil nichts so gut wie Stärke den Blutzucker in die Höhe schnellen lässt. Leider sind also zu viele Substanzen, die sich auf den endlosen Zusatzstoff-Listen tummeln, nicht günstig für unseren Stoffwechsel.

Erschwerend kommt hinzu, dass Fertigprodukte nachhaltig unsere Beziehung zur Natur korrumpieren. Wer nicht mehr weiß, wo seine Lebensmittel herkommen, was drinsteckt und ratlos vor einem Kochtopf steht, wer nur noch Tüten aufreißen und die Mikrowelle programmieren kann, hat sich weitestmöglich von der Nahrung entfremdet. Der Philosoph Lemke meint darum sogar: „Der moralische Mensch kann sich nicht von Junk Food ernähren (...), er wird durch den Massengeschmack entmündigt." Jedes dritte Kind in Deutschland glaubt, Milch komme aus der Tüte, nicht von der Kuh, kaum jemand weiß noch, wann Erdbeeren eigentlich Saison haben – schließlich sind sie praktisch das ganze Jahre über erhältlich. Keiner weiß, was für einen Unterschied es macht, ob ein Schwein glücklich in seiner Gemeinschaft aufwuchs und danach von seinem Bauern geschlachtet wird oder ob es verängstigt mit anderen Schweinen um Hierarchien kämpfend durch halb Europa transportiert wurde, um dann, getrieben von Fremden, in einem Paternoster betäubt zu werden.

Ein Tipp darum: das essen, was die Großmutter für gut befunden hätte. Sie bezieht ihr Ernährungswissen nämlich aus Zeiten, in denen keine Diätmoral herrschte und die Food-Designer noch nicht die Supermärkte erobert hatten. Und man aß regional, für seine Gesundheit brauchte man also hierzulande weder Zitrusfrüchte noch Olivenöl.

3.

Obst und Gemüse – kein Krebsschutz

„An apple a day keeps the doctor away" – Obst und Gemüse sollen am besten gegen diverse Krankheiten feien. Der Theorie nach sollen Vitamine und sekundäre Pflanzenstoffe Obst und Gemüse zu wahren Wundermitteln machen, vor allem, weil diese Gesundstoffe als „Antioxidanzien" („free radical scavengers") gegen freie Radikale vorgehen. Vielleicht haben Sie schon den einen oder anderen Namen dieser Pflanzenstoffe gehört: Lycopin aus Tomaten, Quercetin aus Zwiebeln, Vitamin C aus Zitronen, Resveratrol aus roten Trauben, Betacarotin aus Karotten, Sulforaphan aus Brokkoli, Genistein aus Sojabohnen, Curcumin aus Kurkuma – um nur einige zu nennen. Ende der 1990er, als man das Potenzial dieser Stoffe erforschte, wehte ein frischer Wind in den Hallen der ernährungswissenschaftlichen Institute. Wenig später schwappten entsprechende Berichte in die Publikumspresse: Die Zeitschrift *Geo* titelte „Die neue Ess-Klasse", der *stern* brachte eine Beilage „Ernährung gegen Krebs" heraus. Mittlerweile wird in der wissenschaftlichen Literatur und auch in den Medien und der Werbung der Begriff „Antioxidans" geradezu inflationär gebraucht. Wird beispielsweise der Gesundheitswert einer Apfelsorte gepriesen, kommt meist nur deren antioxidative Wirkung zur Sprache. Allerdings gibt es immer mehr Zweifel, ob das Konzept „Antioxidanzien gegen freie Radikale", eine These, die seit 40 Jahren existiert, heute überhaupt noch haltbar ist. Und es gibt darum Zweifel am Gesundheitstipp, man solle fünfmal am Tag Pflanzliches essen.

Die Entdeckung der freien Radikale

Um zu verstehen, warum das Potenzial von Obst und Gemüse heute so dermaßen hoch eingestuft wird, werfen wir zuerst einen Blick in die Chemie der Pflanzen.

Pflanzen können nicht weglaufen. Sie sind Hitze oder Kälte ausgeliefert, Trockenheit oder den unerbittlichen Strahlen der Sonne. In solchen Stresssituationen entstehen in den Pflanzenzellen freie Sauerstoffradikale. Das sind hochreaktive Substanzen, denen ein Elektron fehlt, und darum binden sie mit aller Macht alles an sich, was ihnen in die Quere kommt. Sie „oxidieren" Stoffe. Wenn sie überhand nehmen, sprechen Biologen daher von „oxidativem Stress". Aber die Pflanzen haben eine intelligente Chemie. Sie sind ausgestattet mit einem ganzen Arsenal an Substanzen, die diese freien Radikale abfangen, bevor sie weiter wüten können. An vorderster Front, in den Zellen der Blattoberflächen, sitzen Vitamin E und C und Farbstoffe wie Flavonoide oder die aromatischen Terpene. Diese binden die freien Radikale und werden dann selbst von anderen Stoffen wieder repariert. Das funktioniert auch prima im Reagenzglas: Tropft man Vitamin C in eine Lösung, in der gerade eine Kettenreaktion vonstattengeht, bei der immer mehr freie Radikale entstehen, wird das Wüten binnen Millisekunden gestoppt, lädierte Moleküle werden repariert.

Auch im menschlichen Organismus entstehen freie Radikale, wenn aus Zucker in den Zellkraftwerken Energie wird. Dort fallen etwa 0,2 bis 2 Prozent „Radikal-Müll" bei der Zellatmung an. Zudem setzen weiße Blutkörperchen radikalen Sauerstoff frei, wenn sie gegen Eindringlinge vorgehen. Menschen mit chronischen Entzündungen haben daher immer einiges mehr an aggressiven Substanzen im Blut. Ein Übermaß, so lautete bislang die Lehrmeinung, soll darum für Herzinfarkt, Krebs, Alzheimer, Parkinson, Arthritis und das Altern an sich verantwortlich sein – weil freie Radikale beispielsweise Cholesterin oxidieren, was dann in den

Gefäßen mit anderen Stoffen verklumpt und die gefährlichen Plaques bildet. Kommt Erbsubstanz durch radikale Sauerstoffspezies (ROS) zu Schaden, soll das zu Krebs führen. Auch im Gehirn spielen freie Radikale womöglich eine Rolle bei der Bildung von Amyloid-Plaques, die als Ursache für Alzheimer angesehen werden.

Unwirksame Vitaminpillen

In Kenntnis der Pflanzenabwehr und der Reagenzglasversuche lag es nahe, hier eine Hypothese aufzustellen. Nämlich: Wer viele Antioxidanzien mit der Nahrung aufnimmt, verhindert, dass freie Radikale in seinem Körper ungehindert vagabundieren, und schützt sich damit vor den Zivilisationskrankheiten.

Doch Skeptiker bringen diese Theorie mit kessen Behauptungen ins Wanken. Schließlich schlugen Studien mit den Gegenspielern der Radikale – den Antioxidanzien – großteils fehl. So hat eine Meta-Studie der *Cochrane-Collaboration* im Februar 2007 herausgefunden: Die antioxidativen Stoffe Vitamin A, C und E, Betacarotin und Selen konnten die mehr als 200 000 Teilnehmer an Interventionsstudien weder vor Herzinfarkten noch diversen Krebsarten schützen – im Gegenteil: Probanden, die Vitaminpillen schluckten, starben sogar ein wenig früher als die Placebogruppe. Aber auch schon 2004 ergab eine Übersichtsstudie, dass Antioxidanzien nicht das halten können, was sich viele Ärzte und Ernährungswissenschaftler von ihnen erhofften. „Ja, Pillen...", werden Sie vielleicht einwenden. „Das war doch klar, dass Einzelstoffe nichts helfen." Aber die mit der Nahrung zugeführten Antioxidanzien, die im Stoffverbund (etwa das Lycopin in der Tomate), können doch sicher trotzdem Radikale unschädlich machen? Aber auch das ist leider alles andere als bewiesen.

Die Wissenschaftler des „World Cancer Research Fund" (WCRF), eine Art Rat der Weisen unter Krebsforschern, haben in ihrem Report 2007 mehr als 700 Studien ausgewertet und kommen zu folgendem Fazit:

1. Ein hoher Obst- und Gemüseverzehr kann laut WCRF-Autoren keine einzige Krebsart sicher verhindern.
2. Krebs der Verdauungsorgane, der Lunge sowie der Prostata wird wahrscheinlich durch hohen Obst- und Gemüse-Verzehr vorgebeugt.
3. Ganz mager sind die Beweise für: Brust-, Eierstock- und Gebärmutterhalskrebs und Leberkarzinome.
4. Die Entstehung von Hautkrebs wird sicherlich nicht von der Ernährung beeinflusst.

Vor einigen Jahren hatte man die Evidenz noch wesentlich höher eingeschätzt. Heute ist man mit den Versprechungen vorsichtiger geworden. Ein Grund für die fehlenden Beweise könnte sein, dass die Antioxidanzien-Theorie schlichtweg falsch ist.

Guter, oxidativer Stress

Oxidativer Stress ist nicht schädigend, sondern ein Warnsignal des Körpers, glauben manche Forscher. Denn es könnte sein, dass freie Radikale lediglich bei zellschädigenden Reaktionen anfallen, aber nicht der Auslöser für diese sind. Michael Ristow, Ernährungswissenschaftler an der Universität in Jena, hat beispielsweise im September 2007 in Studien mit Fadenwürmern gezeigt, dass diejenigen Tiere länger lebten, die besonders viele ROS gebildet hatten. Als die Tiere Antioxidanzien gefüttert bekamen, starben sie wiederum früher. Andere Untersuchungen zeigten, dass eine kalorienarme Diät die Lebensspanne von Drosophila-Fliegen verlängert – aber unabhängig von der Menge an oxidativem Stress in den Mitochondrien. Auch solche Fliegen, die durch Manipulation niedrigere Radikalen-Werte hatten, lebten nicht länger als die Vergleichsgruppe.

Laut neuen Studien weiß man, dass Sauerstoffradikale Gene aktivieren oder auch ausschalten können, Gene, die für Leben und Sterben der Zellen verantwortlich sind. Radikale stimulieren etwa die Bildung des Proteins p53, das Zellen abtötet, die erste Mutationen aufweisen – eine Art Erste-Hilfe-Leistung im Kampf gegen Krebs.

Zudem verfügen nicht nur Pflanzen, sondern auch Menschen über Reparaturwerkzeuge, um diese Stoffe zu bannen. Mehrere Enzyme und andere Antioxidanzien wie Ubiquinon oder Harnsäure arbeiten gegen hohe Stresslevel an – und zwar so effizient, da können Pflanzenstoffe aus dem Gemüseeintopf vermutlich gar nicht mithalten.

Schädliche Antioxidanzien

In Pillenform haben Vitamine nicht zeigen können, dass sie den Menschen gesund erhalten. Das größte Fiasko erlebten die Krebsforscher bislang mit Beta-Carotin. Man glaubte, der Nutzen einer Beta-Carotin-Gabe pro Tag sei in Tierversuchen und kleinen Studien zur Genüge bewiesen. Daraufhin konzipierte man große Langzeitstudien in den USA und in Finnland. In allen fand man mehr Krebsgeschwüre und höhere Sterberaten bei den Pillenschluckern. Die Studien wurden nach diesen schockierenden Ergebnissen vorzeitig abgebrochen. Aber wie konnte es zu so einer Fehleinschätzung kommen? Beta-Carotin ist in niedrigen Dosen zwar ein guter Radikalfänger, aber in großen Mengen und bei chronischem oxidativem Stress (Rauchen) schlägt es sich auf die Seite der Gegner und wirkt prooxidativ – deshalb haben beispielsweise Beta-Carotin-Tabletten das Risiko für Bronchialkarzinom erhöht, anstatt es zu senken.

Ähnliches gilt für Vitamin C: Das Volksvitamin kann Elektronen an sich reißen, anstatt abzugeben. Und zwar dann, wenn ein Übermaß an Eisen im Körper zu finden ist. Das kommt zwar nur bei seltenen Stoffwechselstörungen vor oder wenn jemand (meist tun das Frauen) Eisenpräparate einnimmt, sollte aber als Hinweis darauf gewertet werden, dass Vitamin C zwei Gesichter hat, meint der britische Biochemiker Nick Lane in seinem Buch „Oxygen – the molecule that made the world". Und bereits im Jahre 1998 gab es eine britische Studie im Fachblatt *Nature*, die warnte, dass 500 Milligramm Vitamin C täglich die Zell-DNS schädige.

Wie sieht es mit den anderen Antioxidanzien aus? Laut einer 2007 erschienenen US-Studie können auch Flavonoide, die zu den Polyphenolen zählen und sich in Tee, Kaffee und Schokolade tummeln, nicht das halten, was sich Forscher von ihnen versprachen. Balz Frei, Leiter des Linus Pauling Instituts in Oregon, hat die jüngsten Forschungsarbeiten ausgewertet und kommt zu dem verblüffenden Schluss: Nur fünf Prozent der Flavonoide gelangen überhaupt aus dem Mittagessen über den Darm ins Blut. Dieser minimale Rest wird sogleich abgebaut und ist damit nicht mehr fähig, eine große Zahl Sauerstoffradikale zu eliminieren. Trotzdem ist das radikalfangende Potenzial des Blutes nach einem Ratatouille oder einer roten Grütze messbar hoch. Verschiedene Stoffe, wie Zuckermoleküle aus den Pflanzen, scheinen die Ausschüttung des körpereigenen Antioxidans Harnsäure zu stimulieren. Unklar ist jedoch bislang, inwieweit die Flavonoide daran mitwirken. Die antioxidative Wirkung von Pflanzeninhaltsstoffen ist maßlos überschätzt worden, glauben darum immer mehr Experten. Nun zermartern sich die Wissenschaftler den Kopf, welche der schätzungsweise 60 000 bis 100 000 sekundären Pflanzenstoffe, die häufig auch als Abwehrstoffe gegen Schädlinge gebildet werden, denn eigentlich wie gesund machen. Hoch im Kurs stehen direkte toxische Effekte auf Bakterien oder Krebszellen, eine Rolle als Gen-Schalter oder als Entzündungshemmer.

Tatsächlich steht die These vom heilbringenden Obst und Gemüse jedoch auf wackeligen Beinen. Denn bislang liegen aus Humanstudien nur widersprüchliche Ergebnisse vor. Auf einem Treffen der DGE im September 2007 ging man der Frage nach: „Wie viel Obst und Gemüse braucht der Mensch?"

Für die **Krebs**prävention scheinen Unmengen an Grünzeug keine direkte Rolle zu spielen. Wichtig ist lediglich, dass man überhaupt ab und zu Äpfel, Salat & Co. isst. Für die Krebsentstehung ist es laut neuester Expertenmeinung nur von Bedeutung, ob jemand zu viele Pfunde auf die Waage bringt, genauer: ob jemand zu viel Fett am Bauch hat (siehe Kapitel 9).

Für **Diabetes** gilt das Gleiche. Obst- und Gemüsefans scheinen hier auch keinen Vorteil zu haben, es sei denn. sie gehören zu den Zeitgenossen mit schlanker Taille oder Waschbrettbauch. Erstaunt? Das berichtete Hans-Georg Joost, Direktor des Deutschen Instituts für Ernährungsforschung, auf der oben genannten DGE-Tagung. Bislang nahm man an, die in Pflanzen vorkommenden Ballaststoffe könnten der Störung im Zuckerstoffwechsel vorbeugen.

Was ist mit **Gefäßleiden**? Bluthochdruck, Schlaganfall und koronare Herzerkrankung können Obst- und Gemüsefans mit überzeugender Evidenz senken, resümierten die DGE-Experten. Um wie viel? „Viel Obst und Gemüse kann das Risiko für Herzinfarkt um fünf Prozent pro Portion pro Tag reduzieren", hieß es auf der DGE-Tagung. Erinnern Sie sich, was ich in Kapitel 1 über solche Prozentangaben geschrieben habe? Dies ist eine ungeheuer kleine Risikominimierung. Und jeder muss sich fragen, ob es für ihn selber Sinn macht, sich zu mehr Erdbeeren, Knoblauch und Brokkoli zu zwingen, wenn auf der anderen Seite nur so wenig zu gewinnen ist.

Laut DGE verhindert eine pflanzenreiche Kost auch nicht die Gewichtszunahme. Wer dick ist und abnehmen möchte, wird dies auch nicht alleine dadurch schaffen, dass er nunmehr häufiger in den Obst- und Gemüsekorb greift. Gar kein Schutzschild scheint Obst- und Gemüsekonsum gegen chronisch entzündliche Darmerkrankungen, rheumatoide Arthritis, chronisch obstruktive Lungenerkrankung, Asthma, Osteoporose, Augenerkrankungen und Demenz zu sein.

Vergiss Knoblauch, grünen Tee und Tomaten

Gänzlich verworfen hat man glücklicherweise die Theorie, dass einzelne Lebensmittel die Gesundheit erhalten können. So erteilte etwa eine Studie der Stanford University im Februar 2007 der cholesterinsenkenden Wirkung von Knoblauch eine Absage. 149 Probanden wurden dazu angehalten, sechs Monate lang täglich eine Knoblauchzehe zu essen. Egal ob roh, gekocht, zerkleinert oder als Pille, die Cholesterinspiegel blieben ungerührt angesichts dieser Knoblauch-Kur.

Auch das Wunder-Getränk grüner Tee wird nicht mehr so häufig als Schutzschild gegen Krebs und Herzinfarkt erwähnt. Wieso? Teeflavonoide haben sich zwar in Tierversuchen und in hohen Dosen als pharmakologisch wirksam erweisen. Umgerechnet müsste man jedoch 8 bis 16 Tassen täglich schlürfen. Weil aber je nach Sorte und Aufguss die Menge an Teeflavonoiden auch noch erheblich variiert, konnte in klinischen Studien das Potenzial nie unter Beweis gestellt werden.

Tomaten liefern mit Lycopin einen besonders effizienten Radikalfänger. Heute gibt es natürlich auch diesen Stoff in Kapselform. Trotzdem: Im Jahr 2007 erschienen mehrere Studien, die Tomaten-Fans die Hoffnung auf ein längeres Leben nahmen. Weder ein hoher Tomaten-Konsum noch Lycopin-Pillen können gegen Krebs feien.

Leider muss ich auch Kaffee-Fans enttäuschen. Auch wenn es zunehmend positive Berichte etwa über radikalfangende Phenolsäuren gab, so schützt das Gebräu weder gegen Krebs noch gegen Herzkrankheiten oder Diabetes. Ein Nervengift ist das Tässchen Kaffee jedoch entgegen früherer Annahmen auch nicht. Auch um Acrylamid, das bei der Röstung der Bohnen entsteht, muss man sich nicht sorgen.

„Fünf am Tag" ohne wissenschaftliche Basis?

Trotz der marginalen Vorteile einer obst- und gemüsereichen Kost werden weiterhin mindestens 400 Gramm oder 5 Portionen Obst und Gemüse täglich der Gesundheit wegen empfohlen. Und es wird sogar immer wieder erwogen, die Messlatte für den Obst- und Gemüseverzehr noch höher zu hängen. Das Argument: Zumindest für Herzkrankheiten gäbe es eine Evidenz. Das Problem dabei: Jedem, der es nicht schafft, ein Glas Saft, eine Orange, eine Portion Salat, zwei Portionen Gemüse auf seinem Speiseplan unterzubringen, wird so ein schlechtes Gewissen gemacht. Und das gilt für viele von uns. Denn nur jeder zweite isst 400 Gramm Obst und Gemüse, durchschnittlich kommen die Deutschen aber auf immerhin drei Portionen täglich respektive 350 Gramm.

Warum die Sache nicht von einer andern Seite betrachten? Könnten Sie sich tatsächlich ein Leben vorstellen ohne Äpfel, Birnen, Pfirsiche, Himbeeren, Kiwis, Mandarinen, Feigen, Trauben, Erdbeeren, schwarze Johannisbeeren, Bananen, Mangos, Quitten, Kohl, Zwiebeln, Spinat, Erbsen, Mais, Bohnen, Karotten, rote Bete, Schwarzwurzeln, Pilze, Sellerie, Lauch, Gurken, Rettich, Kürbis oder Kräuter? Ohne die unzähligen Aromen und die Farben, die das Essen doch erst zur Freude machen! Ich meine, man müsste davon wegkommen, den Gesundheitswert von Radieschen & Co. mantraartig zu wiederholen. Stattdessen sollte man mit allen Sinnen essen, dann schmeckt ein Steak eben nur mit Salat und Kartoffeln als Beilage.

Das gilt ganz besonders in der Kindererziehung. Als Mutter eines dreijährigen Sohnes und studierte Ökotrophologin kenne ich die Panik, die manche Mütter befällt, wenn ihr Kind wie ein Spatz isst oder eben nur Würstchen, Brezen, Nudeln und Süßkram mag. Fünfmal Obst und Gemüse am Tag? Da kommt jede Bezugsperson ins Schwitzen. Mein Sohn hat mir als Baby die Löffel voll mit Karottenbrei um die Ohren gehauen. Bis ich draufkam, dass er eben andere Sachen lieber isst, wozu bis zur Unkenntlichkeit Püriertes nicht zählt (auch Kartoffelbrei nicht). Er isst heute, ohne zu murren, Salat, Brokkoli, Sauerkraut, Tomaten, Mandarinen, Birnen, Trauben und Himbeeren. Mit gekochten Karotten bin ich ihm seither nie wieder gekommen. Also: Keine Angst, Kinder essen, bis sie etwa drei Jahre alt sind, tatsächlich nur die Dinge, die ihnen schmecken und auch nur so viel, bis sie satt sind. Man sollte sich diese Phase nicht mit den Worten „Iss doch, das ist sooo gesund!" vermiesen, denn die Kinder interessiert das reichlich wenig, sie orientieren sich früher oder später sowieso am elterlichen Speiseplan (einmal abgesehen von der Pubertätsphase, in der natürlich nur zählt, was die Peergroup für gut hält).

Wie gerne Kinder essen, das hat seinen Ursprung schon in den ersten Lebensmonaten. So entwickeln gestillte Kinder leichter ein „normales" Verhältnis zum Essen. Was aber nicht heißt, dass Flaschenkinder später unbedingt schwierig sind. Besonders mäkelige Kinder haben vielleicht auch einen besonders sensiblen Geschmackssinn, der genetisch bedingt ist – Genetiker sprechen vom „PROP-Polymorphimus". Die so genannten „Supertaster" verabscheuen häufig Spinat, Salat und Co. Aufgrund großer Geschmackspapillen schmecken sie die darin enthaltenen Bitterstoffe sehr intensiv. Aber auch stark Süßes oder Salziges mögen diese Kinder nicht. Eine US-Studie hat aufgedeckt, dass „picky eaters" zwar weniger Obst und Gemüse konsumieren, dafür aber auch nicht oft Süßigkeiten und Fettes naschen. Erwachsene Supertaster kämpfen darum seltener mit

Gewichtsproblemen, während Unempfindliche anfällig für zu viele Pfunde sind. Da bitteres, grünes Gemüse auch als Anti-Krebs-Gemüse gilt, vermutete man, dass Supertaster ein erhöhtes Krebsrisiko haben. Auch das hat sich in Studien nicht bewahrheitet.

Die Abneigung gegen Bitterstoffe oder Essen, das man nicht kennt, war in einer frühen Phase der Menschheitsentwicklung überlebenswichtig. Denn stark bittere Pflanzen sind häufig giftig. Zudem spielt auch eine große Rolle, was die Mütter gerne mögen. Je mehr Obst und Gemüse sie essen, desto unproblematischer kann auch der Speiseplan vor allem der Töchter gestaltet werden. Mütter, die ungern neue Speisen ausprobieren, haben dagegen Töchter, die dies ebenso ungern tun. Kontraproduktiv ist generell, wenn Eltern „ein Löffelchen für Mama" übertreiben oder ihren Kindern strikte Essensregeln auferlegen. Ältere Kinder sollten am Einkaufen und Kochen beteiligt werden. Studien haben gezeigt, dass in der Küche aktive Kinder sich abwechslungsreicher ernähren als Kinder, die immer nur bekocht werden.

In frühen Kinderjahren gilt: Das Auge isst mit und möglichst viele verschiedene Speisen probieren lassen. Eine Kultur-Studie hat herausgefunden, dass Mütter in Frankreich beim Füttern ihrer Kleinkinder ganz anders vorgehen als Eltern hierzulande. Da wird dem Nachwuchs einfach alles Mögliche testweise in den Mund geschoben. Ob Artischocken oder Oliven, auch wenn das Kind vielleicht zuerst den Mund verzieht, geben diese Mütter nicht so schnell auf. So funktioniert positive Geschmacksprägung. Am besten, man verabschiedet sich als Eltern gänzlich von dem Anspruch, seine Kinder gesund zu ernähren, damit sie gesunde Erwachsene werden. Soziologen wissen nämlich: Kinder entwickeln sich zu gesünderen Menschen, wenn der sozioökonomische Status der Eltern relativ hoch ist und wenn sie emotionale Zuwendung erfahren.

Reichlich Obst – reichlich Gifte?

Dass der Ratschlag zu reichlich Obst und Gemüse auch negative Nebenwirkungen zeitigen kann, deckten Wissenschaftler des Umweltbundesamtes im Rahmen des Kinder-Umweltsurveys auf. Diejenigen Kinder, die viel Obst und Gemüse aßen und viele Säfte tranken, hatten besonders viele Organophosphate im Blut schwimmen. Diese Gifte stammen aus der Landwirtschaft, sie stecken in den gebräuchlichen Pestiziden. Die Umweltmediziner befürchten, dass diese so genannten „endokrinen Disruptoren" zu geschlechtlichen Missbildungen bei Kindern, verminderter Spermienvitalität bei Männern und zu Brustkrebs führen können. Bewiesen ist das nicht, weil es sich schlicht nicht beweisen lässt. Wer würde einem solchen Versuch am Menschen zustimmen? Derweil müssen die Hersteller von Landwirtschaftsgiften ihre Produkte nur im Tierversuch testen. Ist es dort unbedenklich, erhält es eine Zulassung. Was mehrere Gifte gemeinsam über Jahre hinweg vor allem im kindlichen Körper anstellen, wie genau das Hormonsystem Schaden nimmt, weiß jedoch keiner. Behörden beschwichtigen daher reflexartig. Auch wenn Greenpeace fatal erhöhte Werte in Paprika und Erdbeeren nachweist – „eine Gefahr besteht nicht". Laut der DGE überwiegt der positive Nutzen von Obst und Gemüse das mögliche Risiko durch Pflanzenschutzmittelrückstände. Trotzdem empfehlen die DGE-Experten, auf Bioware zurückzugreifen, da diese generell unbelasteter sei. Wer für Bio-Obst nicht genügend Kleingeld habe, der solle Produkte aus der Region und je nach Saison kaufen. Man höre und staune! Solche Worte hätte man vor einigen Jahren sicherlich nicht aus dem Munde eines DGE-Wissenschaftlers vernommen. Umweltmediziner plädieren natürlich auch nicht dafür, wegen der Schadstoffe weniger Obst und Gemüse zu essen. Es müsse indes in der EU das Vorsorgeprinzip gelten, das alle Pestizide verbietet, die Wissenschaftler als bedenklich einstufen.

Ungerechtfertigter Siegeszug des Rotweins

Doch Hiobsbotschaften zum Thema Pestizide oder die Rückschläge bei Vitaminpillen konnten dem Hype um Obst und Gemüse bislang nichts anhaben. Er ist heute so weit gediehen, dass einige sekundäre Pflanzenstoffe als neue Anti-Aging-Mittel angesehen werden. So sind mögliche Wirkmechanismen des Resveratrols (aus Trauben) unlängst in der renommierten Fachzeitung „Nature" beschrieben worden. Mäuse, die eine hochkalorische Diät plus Resveratrol zu fressen bekamen, überlebten Mäuse, die lediglich gemästet wurden. Die Wissenschaftler titelten optimistisch „Mit Trauben gegen Gefräßigkeit" und träumten von Zusatzstoffen, die man Chips beimengen könnte. Ob Resveratrol als Schlankheits-Vitamin in die Annalen eingeht, ist ungewiss. Weitaus besser beschrieben ist seine herzschützende Funktion. Resveratrol soll dafür verantwortlich sein, dass in weintrinkenden Nationen wie Spanien, Italien und Frankreich weniger Herzinfarkte oder Schlaganfälle registriert werden. Vor allem in Frankreich, so glaubte man, ist vor allem der Wein das Lebenselixier, denn: Franzosen ernähren sich ungesünder – mehr Fleisch, Butter, Eier – als die Deutschen. So entstand das Französische Paradox. Es gibt heute sogar Rotweinpillen, die, erfunden von italienischen Forschern, ein langes Leben garantieren sollen. Weil das Gesundheitspotenzial des Weins seit Jahren ständig gepredigt wird, obwohl es keine guten Studien dazu gibt, glauben einige Menschen tatsächlich daran. Schließlich ist es einfacher, ein Glas Rotwein zu trinken, als häufiger mit dem Rad zu fahren. Und prompt erscheinen heute Patienten in der kardiologischen Praxis, etwa nach einem überstandenen Herzinfarkt, und sagen: „Herr Doktor, wie konnte das geschehen? Ich habe doch täglich ein Glas Rotwein zur Vorbeugung getrunken!" Ähnlich wird es den zigtausend Probanden in Vitamin-Studien gegangen sein, die nach jahrelanger Pillen-Einnahme trotzdem am Herz erkrankten oder einen Tumor diagnostiziert bekamen.

Warum Naturstoffe nicht ungefährlich sind

Auch die Sojabohne bekommt Rückenwind, seit Obst und Gemüse als das Nonplusultra der gesunden Ernährung gelten. Japaner essen viel Soja und kennen einige Krebsarten und auch Wechseljahrsbeschwerden kaum. Darum stellte man vor 20 Jahren die Hypothese auf, dass Tofu und Sojamilch vor allem für Frauen eine Art Jungbrunnen sei. Aktuelle Studien zu Phytoöstrogenen haben jedoch gezeigt, dass vor allem ein lebenslanger Verzehr von Soja notwendig ist, um das Krebsrisiko zu senken, weil die Rezeptoren in den Brustdrüsen, an denen Phytoöstrogene andocken, erst nach und nach umgebaut werden. Zudem konnten weder Sojaprodukte noch -pillen in Studien Wechseljahrsbeschwerden verhindern. Von Soja-Präparaten rät man daher heute meist ab, weil Phytoöstrogene in großen Dosen das Krebswachstum stimulieren. Auch gegen Soja bei bereits bestehender Krankheit und als Ernährung für Kinder gibt es immer häufiger Vorbehalte. Besieht man sich die Ernährungsweise der Japaner und Chinesen genauer, zeigt sich, dass Soja erst seit dem Zweiten Weltkrieg ein nennenswerter Bestandteil der dortigen Ernährung wurde. Vorher waren Miso, Tempeh & Co. den oberen Schichten vorbehalten. Zudem sind japanische Sojaprodukte meist fermentiert, das Soja-Schnitzel vom Reformhaus jedoch nicht. Während einer Fermentation, wie sie auch bei der Joghurt-, Sauerteig-, Sauerkraut- oder Bierherstellung vonstattengeht, entstehen gesundheitsfördernde Stoffe wie Vitamin B 12, aber auch Aromen. Die gesamte Theorie von der „gesunden Bohne" steht also auf wackligen Beinen.

In Pflanzen stecken auch noch andere chemisch aktive Stoffe, die der Gesundheit nicht gerade zuträglich sind. Etwa die Hälfte aller natürlichen Substanzen beschädigen im Tierversuch die Erbsubstanz von kranken wie von gesunden Zellen so z. B. Stoffe aus Alfalfa-Sprossen, Brokkoli, Kartoffeln, Sellerie oder Zwiebeln. Doch solches Wissen beeindruckt die Verfechter der gesunden Ernährung wenig. Hier gilt plötzlich: „Das haben die Menschen doch immer schon gegessen, das kann doch nicht schaden!" Das ist natürlich richtig, schließlich isst der Mensch darum ja auch nur gekochte Kartoffeln, die ungiftig sind. Aber warum hört man dieses Argument nie, wenn es um tierische Lebensmittel geht?

Überdosis Antioxidanzien

Man braucht heute gar nicht in die Pillendose zu greifen, um sich mit „Gesundstoffen" aus der Pflanze zu versorgen. Antioxidanzien wie Vitamin A, E und C sowie Selen, Zink und Kupfer haben erfolgreich und stillschweigend Einzug in die Supermarktregale gehalten. So werden sie als Zusatzstoffe in diverse Lebensmittel gemixt, um Fett vor dem Ranzigwerden und Farbstoffe vor dem Verfärben zu bewahren. Finden Sie auf dem Etikett E-Nummern zwischen 300 und 321, handelt es sich um antioxidative Zusatzstoffe. Ascorbinsäureester steckt zum Beispiel in Speiseölen, Mayonnaise, Brat- und Backfetten, Fleisch- und Wurstwaren, Weißbrot, Trockenmilcherzeugnissen und Säuglingsanfangsnahrung. Einige Experten treibt daher die Sorge um, dass große Teile der Bevölkerung auf eine Überversorgung zusteuern. Vor allem Kinder sind gefährdet. Die kürzlich vom Robert-Koch-Institut veröffentlichte EsKIMO-Studie deckte auf, dass die Zufuhr der meisten Vitamine und Mineralstoffe oberhalb der Empfehlungen lag. Dazu tragen auch spezielle Kinderlebensmittel bei, die mit Zusatzstoffen aufgepeppt werden, um hohe Zucker- und Fettmengen zu kaschieren. Der Bundesverband der Verbraucherzentralen warnt daher etwa vor einem Zuviel an Vitamin E ($\cdot$-Tocopherol): „Tierversuche und Beobachtungen am Menschen ergaben Hinweise darauf, dass der Verzehr sehr hoher Mengen Alpha-Tocopherol in Vitaminpräparaten oder vitaminisierten Produkten den Stoffwechsel beeinträchtigen kann. Beobachtet wurden Störungen der Verdauungsorgane und der Schilddrüsenhormone. Bei sehr hohen Tocopherol-Dosen kam es zu Störungen der Blutgerinnung."

4.

Fleisch ist nicht tabu

Ein hoher Obst- und Gemüseverzehr ist also allem Anschein nach keine gute Lebensversicherung. Trotzdem: Laut diverser Studien überleben Vegetarier Fleischliebhaber um ein paar Jahre. In einer Studie des Deutschen Krebsforschungszentrums (DKFZ) im Jahr 2005 standen 100 in der Altersgruppe der Studienteilnehmer zu erwartenden Todesfällen nur 59 tatsächliche bei den Vegetariern gegenüber. Betrachtet man nur die männlichen Studienteilnehmer, so ist der positive Effekt mit nur 52 tatsächlichen Todesfällen noch ausgeprägter.

Wie das? Vegetarier, in Deutschland sind es etwa 8 Prozent, sind zumeist weiblichen Geschlechts, insgesamt sehr gesundheitsbewusst und meist auch gut betucht. Sie gehen joggen, wandern und schwimmen (72 Prozent bewegen sich regelmäßig), sind meist schlank, rauchen selten (94 Prozent Nichtraucher) und trinken, wenn überhaupt Alkohol, dann den ach so gesunden Rotwein. Zudem haben sie Geld für wenig pestizidbelastete Naturkostwaren, Reisen, Psychotherapeuten oder Yogakurse. Die Wissenschaft spricht hier vom *„healthy user bias"*. Denn: Jemand, der Zeit, Geld und Muße hat, sich mit gesunder Ernährung zu beschäftigen, ist a priori schon gesünder als andere Menschen.

Vegetarier ist nicht gleich Vegetarier

Viele meiden Fleisch auch gar nicht aus Gesundheitsbewusstsein, sie ekeln sich vor der Massentierhaltung und sind gegen grausame Tiertransporte. Das ist eine legitime Haltung, solange sie nicht in Militanz mündet. Auch diverse Fleischskandale wie BSE oder der Verkauf von Gammelfleisch an Wiesn-Wirte und Dönerbuden kratzen am Image des Fleisches. Darum geht der Fleischverbrauch der Deutschen seit 2000 um 0,3 kg pro Kopf und Jahr zurück, heute isst ein Bundesbürger etwa 60 Kilo Fleisch im Jahr. Aber trotzdem kann niemand behaupten, eine vegetarische Kost sei per se gesünder.

Der Vergleich Vegetarier – Nichtvegetarier scheitert schon daran, dass Vegetarier extrem unterschiedliche Ernährungsmuster haben. Es gibt Veganer, die komplett auf alle tierischen Produkte, auch Honig, verzichten; Ovo-Lakto-Vegetarier essen Milchprodukte und Eier. Strenge Vegetarier wie zum Beispiel Makrobioten verzichten auf alle tierischen Produkte außer auf Fisch. Und auch innerhalb der Gruppen gibt es große Unterschiede, was das tatsächliche Essverhalten anbelangt. Ein Vegetarier in Großbritannien isst zum Beispiel weniger Obst und Gemüse als ein Spanier. Puddingvegetarier ernähren sich von Fertigprodukten, Fast Food und Schleckereien. Ich kenne Vegetarier, die mal eben als Betthupferl 300 Gramm Käse verspeisen oder eine Tafel Schokolade als Nachtisch, weil sie „unbefriedigt" sind. Ist es so viel ungesünder, dafür eine Schweinshaxe zu genießen und auf solche seltsamen Fressattacken zu verzichten?

Auf der anderen Seite, bei den Fleischessern gibt es auch eine „gesunde" Fraktion: In Spanien, auf dem Festland und auch in weiten Teilen Italiens, etwa in der Toskana, wird traditionell sehr viel Fleisch gegessen – Wildschwein, Lamm, Rebhühner, Filet-Steaks, Innereien, Ossobuco, Vitello Tonnato, Wurstwaren. Trotzdem leben diese Menschen länger als Nordeuropäer. Ernährungsepidemiologen erklären sich solche Phänomene mit *social stress*. Weil also Südeuropäer einen großen Freundeskreis, mehr Zufriedenheit im Job, glückliche Partnerschaften, mehr Gelassenheit etc. haben, sind sie gesünder. Das heißt im Umkehrschluss: Eine fleischlastige Ernährung kann ausgeglichen werden durch sozio-psychologische Faktoren.

Gemäß der deutschen Vegetarierstudie leben gesundheitsbewusste Fleischesser auch hierzulande genauso lange wie Vegetarier. Das Risiko, frühzeitiger als die anderen zu sterben, hängt also auch laut dieser Studie nicht vom Fleischkonsum ab, sondern größtenteils vom Rauchen. Einen geringen Einfluss hatten ebenso Alkohol, Leibesfülle und Immobilität. Wussten Sie das? Seltsamerweise dringen solche Theorien nur selten bis in die Panorama- und Gesundheitsseiten der Medien. Sei es, weil die Wissenschaftler diese Art der Ergebnisse nicht gut kommunizieren, sei es, weil PR-Referenten der Forschungseinrichtungen sie für uninteressant halten, sei es, weil Redakteure finden, diese Informationen passten nicht ins Blatt, z. B., wenn andere, brennend aktuelle Themen anstehen. So funktioniert das System „Gesundheitskommunikation".

Forscher sind auch nur Menschen

Auch in der Ernährungswissenschaft gibt es die Fleischfans auf der einen (z. B. die Verfechter der Steinzeitdiät) und die Gemüseverfechter auf der anderen Seite. Schließlich sind Forscher auch nur Menschen, die jeden Tag essen und gewisse geschmackliche Vorlieben haben. Natürlich sollten sie sich bei ihrer Forschungsarbeit nicht davon leiten lassen; das gelingt dem einen allerdings besser, dem anderen schlechter. Ein gutes Beispiel ist Linus Carl Pauling. Der große Vitamin-Experte, Atomkraftgegner und zweifache Nobelpreisträger ist 1994 mit 93 Jahren an Prostatakrebs verstorben. Er führte sein hohes Alter auf seine „gesunde" Lebensweise und die löffelweise Einnahme von Vitaminen zurück – mit jedem Geburtstag erhöhte er die Dosis. Noch wenige Jahre vor seinem Tod ließ er über sein Institut Flyer verteilen, in denen für tausendfach erhöhte Vitamindosen geworben wird. Für seine Vitamin-Sucht wurde Pauling von Kollegen belächelt, schließlich weiß man, dass der Körper ab einer bestimmten Menge wasserlösliche Vitamine wie das Vitamin C einfach ausscheidet. „Teurer Urin" oder Durchfall sind die Folgen. Andere haben ihn beschimpft, da eine Überdosis fettlöslicher Vitamine zu Gelbsucht oder verlangsamter Blutgerinnung führt. Aber Pauling setzte nicht nur auf die Vitaminpülverchen. Er mied zeitlebens Zucker und Weißbrot, rauchte nicht und schluckte im Seniorenalter täglich eine schwach dosierte Aspirintablette. Wenig bekannt ist, dass er auch ein Laster hatte: Er trank täglich einen Wodka auf Eis.

Steinzeitdiätler kontra Vegetarier

Aber wie sieht es nun mit Fleisch aus? Ist es so ungesund? Fleisch liefert im Durchschnitt 20 Prozent hochwertiges Eiweiß, Vitamine und Mineralstoffe, aber eben auch eine Menge Unerwünschtes wie gesättigte Fettsäuren und Purine. Man kann also so oder so argumentieren, je nachdem, welchem Lager man angehört, wird man auf die sensationell wichtigen Eiweiße und Vitamine (z. B. das Vitamin B 12) hinweisen oder eben auf die gefäßschädigenden Fette. Hier kommt man also nicht weiter. Die DGE predigt immerhin keinen Verzicht auf Fleisch: Wenn man an vier Tagen in der Woche 100 g Fleisch und jeden Tag eine kleine Scheibe Wurst esse, sei man auf der sicheren Seite: „Dann profitiert man von den wertvollen Nährstoffen (Eiweiß, B-Vitamine, Eisen, Zink) im Fleisch, ohne sich mit zu vielen unerwünschten Begleitstoffen zu belasten."

Gerne wird in der Diskussion „Fleisch oder nicht" auch auf verschiedene Naturvölker verwiesen oder auf die Ernährung unserer steinzeitlichen Vorfahren. Dabei wird die Evolutionsbiologie bemüht, Gebisse und Gedärm verschiedener Tiere verglichen – all das kommt gebündelt und als schlüssige Theorie verkauft zum Laien. Makrobioten leiten etwa aus den Zähnen ab, dass der Mensch zwei Drittel Getreide, Obst und Gemüse essen solle, während höchstens ein Drittel Protein – tierisches, in Form von Fisch, oder Tofu – erlaubt ist. Denn: Das menschliche Gebiss umfasst acht Schneidezähne, vier Eckzähne, acht Prämolaren und acht bis zwölf Molaren. Veganer interessiert dagegen eher die Form der einzelnen Zähne. Sie behaupten, der Mensch sei natürlicherweise ein „Fruchtesser", wobei Nüsse und Wurzeln zu den Früchten zählen.

Die Anhänger der so genannten „Steinzeitdiät" (*engl. paleolithic diet*) argumentieren wiederum anders: Der *Homo sapiens* habe über zwei Millionen Jahre als Jäger und Sammler verbracht. Seine Gene seien daher an die fleischlastige Steinzeitkost optimal angepasst. Heutige Nahrung, reich an Brot, Nudeln, Reis, sei dagegen verantwortlich für chronische Krankheiten. Seit 20 Jahren existiert diese Theorie in der Wissenschaft, aber auch in der Ratgeberliteratur. Der bekannteste Verfechter hierzulande ist der Ernährungswissenschaftler und Buchautor Nicolai Worm, der seine LOGI-Diät propagiert. LOGI steht für *Low Glycemic and Insulinemic*. Diese Ernährungsweise besteht darin, einfache Kohlenhydrate, wie sie in Kartoffeln, Nudeln und Weißbrot stecken, weitestgehend zu meiden und dafür bei Eiweiß- und Fettreichem (Joghurt, Fleisch, Eier, Käse, Eier) und natürlich bei Obst und Gemüse getrost zuzugreifen. Mit der Folge, dass der Blutzuckerspiegel nicht so sehr schwanke und Diabetes mit seinen Folgekrankheiten theoretisch vorgebeugt werde.

Kritiker werfen den Steinzeit-Diätlern jedoch einen Denkfehler vor. Man könne nicht aus der ursprünglichen Funktion eines Organs darauf schließen, dass dieses nicht vielleicht genauso gut andere Aufgaben bewältigen könne – und zwar, ohne dass sich dies auf die Gesundheit auswirken muss. Das heißt: Nur weil wir mehr Mahl- als Schneide- und Eckzähne haben oder unser Dünndarm länger ist als bei anderen Primaten, sind wir nicht festgelegt auf Fleisch, Obst oder Getreide. Äußerliche Anpassungen an unsere Umwelt sind also nicht wirklich gut geeignet, um das Gesundheitspotenzial von Ernährung einzuschätzen, schon gar nicht lässt sich eine „natürliche" und darum ideale Ernährung ableiten. Das beweist ein Blick auf verschiedene Naturvölker. Eskimos essen beispielsweise fast nur Fisch und Robbenfleisch, weil das ewige Eis genießbaren Pflanzen kaum eine Nische frei hält; während der Speiseplan der Bewohner von Kitava in Papua-Neuguinea hauptsächlich aus Wurzelknollen wie Yam oder Süßkartoffeln besteht. Die ostafrikanischen Massai kennen dagegen als Hauptnahrungsmittel Milch vom Zeburind oder vom Kamel – eine äußerst fettreiche Angelegenheit.

Einige Forscher glauben auch, dass der Mensch durch den Anbau von Wurzelpflanzen erhebliche evolutionäre Forschritte gemacht habe. Andere meinen, es läge am Zucker, also an Getreide und Obst, dass unser Gehirn sich weiterentwickeln konnte, wiederum andere erklären den Verzehr von Fisch als Auslöser für das rasante Wachstum unseres Gehirns. All das lässt sich entkräften oder belegen, je nachdem, welcher wissenschaftlichen Familie man angehört.

Von asketischen Römern und barbarischen Nordmannen

Die Grabenkämpfe darüber, ob es der Gesundheit guttut, Allesesser oder Vegetarier zu sein, die oftmals auch innerhalb von Familien ausgefochten werden, entstammen der grauen Vorzeit. Das meint Christoph Klotter, Soziologe an der Universität Fulda.

Die antiken Römer und Griechen hätten eine eher vegetarische Ernährung mit Getreide, Obst, Olivenöl und Wein gepflegt, weil die Kargheit der mediterranen Landschaft Viehzucht fast unmöglich gemacht hat. Sie stehe heute synonym für Mäßigung, Kultiviertheit und Gesundheit. Während in den „barbarischen" Regionen, nördlich der Alpen, der *Homo sapiens* vom Typ Obelix lebte. Kelten und Germanen waren wesentlich länger Jäger und Sammler als die Südeuropäer, ihre archaische Lust am Wildschweinbraten sei gleichzusetzen mit Völlerei und Maßlosigkeit. Weswegen das übermäßige Fleischessen heute in weiten Teilen der Gesellschaft als verpönt gilt und auch die Ernährungswächter eine vorwiegend vegetabile Essweise favorisieren. Das bedeutet aber für uns Normalesser, dass wir authochtone Lebensmittel wie Fleisch und Wurst als minderwertig ansehen und damit unsere Kultur teilweise verleugnen müssen. Schließlich gibt es in keinem anderen Land weltweit so viele Wurstsorten wie hierzulande.

Sieht man sich epidemiologische Studien an, zeigt sich, dass eine pflanzenreiche Kost, wie sie in Japan bei der Landbevölkerung oder in mediterranen Regionen vorkommt, mit weniger Herzinfarkten, Krebserkrankungen und Osteoporose einhergehen. In Japan oder auf Sardinien findet man darum auch die meisten Hundertjährigen, so wird gerne argumentiert. Zum Beispiel erkranken Japanerinnen, die nach Hawaii oder San Francisco ausgewandert sind, dreimal häufiger an Endometriumkrebs als Japanerinnen, die in ihrer Heimat bleiben. Auch die Cholesterinspiegel steigen mit dem Umzug in die Fremde. Allerdings muss die Ernährung nicht der wirkliche Grund für diese Gesundheitsprobleme sein, darauf weist Uffe Ravnskov in seinem Buch „Mythos Cholesterin" hin. Japaner sind in vielen kulturellen Dingen verschieden von US-Amerikanern und Europäern – obwohl sich durch die Globalisierung zahlreiche Dinge angleichen.

Sie verarbeiten Krankheiten ganz anders – über Wechseljahresbeschwerden klagen Japanerinnen zum Beispiel kaum – entweder, weil sie tatsächlich nicht von Hitzewallungen und sexueller Unlust geplagt werden, oder aber, weil sie dies ihrem Arzt gegenüber nicht kommunizieren; Japaner zelebrieren Speis und Trank, etwa in der mehrere Stunden dauernden Sushi-Zubereitung oder Teezeremonie; traditionell japanische Lebensmittel sind in den USA auf dem Land schwer zu bekommen, was sicher als starker Verzicht wahrgenommen wird.

Zudem müssen Auswanderer oft ihr Mobilitätsverhalten komplett umstellen. Gerade wer nach USA immigriert, ist durch die Infrastruktur gezwungen, überall mit dem Auto hinzufahren. Auch Umweltschadstoffe sind hier und dort unterschiedlich. Zuletzt: Der soziale Rückhalt ist in der Fremde nicht mehr derselbe. So erkranken laut einer US-amerikanischen Studie japanische Immigranten seltener an einer koronaren Herzkrankheit, wenn sie auch in den USA ihre kulturellen Traditionen beibehielten. Umgekehrt schützte eine japanische, fettarme und pflanzenreiche Ernährung nicht das Herz, wenn die kulturellen Gepflogenheiten vernachlässigt wurden.

Auch ein sardischer Bauer, der sein Leben lang unter freiem Himmel schuftet, unterscheidet sich doch nicht nur in seiner Ernährungsweise von einem deutschen Großstädter. Fragt man ihn, was er hinter seiner Langlebigkeit vermutet, sagt er: „Ich habe immer gearbeitet." Das hohe Alter dieser Menschen ist also nicht allein mit dem zu erklären, was sie essen.

Fleisch besser mit Beilagen

Ein Blick in den renommierten WHRF-Report 2007 zeigt: Wer rotes Fleisch (Rind, Schwein, Lamm, Wild) und Wurstwaren liebt und darum mehr als 150 Gramm davon täglich isst, der erkrankt mit überzeugender Evidenz häufiger an Dickdarmkrebs als Vegetarier. Das ist also bewiesen. Trotzdem gehen nur 10 bis 15 Prozent aller Darmkrebsfälle auf das Konto einer gemüsearmen, fleischreichen Kost zurück. Der Genuss von weißem Fleisch von Kalb und Geflügel ist in jedem Fall unschädlich. Wie genau rotes Fleisch die Krebshäufigkeit beeinflusst, wissen die Forscher bislang noch nicht. Sie vermuten jedoch, dass das Eisen im roten Blutfarbstoff Hämoglobin, der in rotem Fleisch in großen Mengen vorhanden ist, im Körper die Bildung schädlicher Stickstoffverbindungen verstärkt. Auch Substanzen, die beim Grillen oder Räuchern entstehen, könnten eine Rolle spielen.

Fleisch-Fans haben zudem ein leicht erhöhtes Risiko, an Diabetes und an Herzkrankheiten zu erkranken. Um wie viel, soll diese Modellrechnung des Deutschen Instituts für Ernährungsforschung zeigen: Würden 100 übergewichtige 60-Jährige, die viel Fleisch essen, stark rauchen, hypertonisch sind, sich nicht bewegen und überhaupt kein Vollkornbrot essen, ihren Lebenswandel verändern – also das Rauchen aufgeben, täglich joggen gehen, nur einmal wöchentlich Fleisch essen, Vollkornbrot kaufen und ihr Gewicht verringern –, dann könnten sechs Diabetesfälle verhindert werden. Sagenhafte sechs Prozent!

Keine Angst vor Wurstwaren!

Wenn man nur Wurstwaren betrachtet, steigt das Krebsrisiko für Magenkrebs weiter an. Der Grund: Das im Magen siedelnde Bakterium *Helicobacter pylori* wird aggressiver, je mehr Salz (in Wurstwaren steckt Pökelsalz) zur Stelle ist. Fleischliebhaber, die mit diesem Keim infiziert sind, erkranken darum häufiger an Magenkrebs, hat die EPIC-Studie aufgedeckt. Zudem soll Salz chronische Entzündungen anfachen. Berechtigte Angst vor Wurst besteht aber nicht. Schließlich lebt der Helicobacter nur in jedem dritten deutschen Magen, zudem werden Wurstwaren heute wesentlich weniger gesalzen als noch in den 70er und

80er Jahren. Das ist auch ein Grund, warum die Magenkrebsraten seit Jahren zurückgehen. In Europa würzen wir täglich unsere Speisen mit 9 bis 12 Gramm Salz. In asiatischen Ländern wie Japan, China und Korea liegt die tägliche Dosis bei 18 Gramm, weil dort in Salz eingelegte (gepöckelte) Speisen Tradition sind. In diesen Ländern sind darum vermutlich auch die Magenkrebsraten erhöht. Weil die Haltbarmachung mittels Salz durch die Erfindung des Kühlschranks zurückgedrängt wurde, kann man sagen, dass wir dem Kühlschrank niedrigere Magenkrebsraten verdanken.

Dass viel Salz (und damit auch Wurst) zu erhöhtem Blutdruck führt, ist bislang nicht einwandfrei bewiesen, obwohl jeder Hausarzt und auch die DGE-Experten die Empfehlung „Gehen Sie sparsam mit dem Salz um" parat hat. Gesichert ist dabei heute, dass es auf die Gene ankommt, ob jemand Salz-sensitiv ist oder ihm ein Zuviel an Salz nicht zusetzt. Gesunde Menschen befördern überschüssiges Salz schlichtweg über die Nieren hinaus. Andererseits könnte die Salz-Spar-Variante auch negative Folgen haben. Einige Studien fanden erhöhte Mortalitätsraten bei sehr salzarmen Speiseplänen (2 bis 6 Gramm pro Tag). Wenn Sie nicht unter Bluthochdruck leiden, essen Sie so viel Salz, wie es Ihnen Ihr Geschmack gebietet. Falls Sie zu den Salz-Sensitiven zählen, müssen Sie nicht mit dem Salzstreuer am Tisch sparen. Für viele Menschen ist das nämlich eine Horror-Vorstellung, weil Salzarmes meist fade schmeckt. Essen Sie lieber weniger Fertigprodukte, denn 80 Prozent unserer Salzration stecken in Fischstäbchen, Fertig-Pizza und Pommes. Jedoch sollten Sie auch hier abwägen. Sport und Abnehmen bringt oft mehr für den erhöhten Blutdruck.

Fleischlastige Kost schlecht für das Klima

Trotzdem will ich nicht zum Fleischverfechter werden. Denn es gibt genügend andere Gründe, seinen Fleischkonsum zu drosseln: die unwürdige Massentierhaltung zum Beispiel. Die Tiere bekommen zudem Antibiotika zur Krankheitsprophylaxe ins Futter gemischt, während gleichzeitig immer häufiger Antibiotika-resistente Keime auftreten und für Menschen lebensbedrohlich werden. Zudem sind die 20 Milliarden weltweit lebenden Nutztiere eine enorme Belastung für die Natur. Zahlreiche Tier- und Pflanzenarten werden verdrängt, weil Böden überdüngt werden, Pestizide töten Bodenorganismen und Bienen ab. Jemand, der sich fleischreich ernährt, verbraucht zudem etwa 12 000 Kubikmeter Wasser im Jahr, das ist 24-mal so viel wie bei einer rein vegetarischen Ernährung.

Zudem ist es auch klimatechnisch von Bedeutung, ob wir mehr Kartoffeln oder mehr Fleisch in unseren Einkaufskorb legen. Denn für die Produktion von einer Kalorie Fleisch müssen bis zu 14 pflanzliche Kalorien verfüttert werden. Wiederkäuer verpesten obendrein die Atmosphäre mit Methangas, das sie während der Verdauung bilden und das der Ozonschicht viel stärker zusetzt als Kohlendioxid.

Moderater Fleischkonsum kann aber Vegetarismus sogar überlegen sein. Denn: Um einen Vegetarier ein Jahr lang mit Nahrungsmitteln zu versorgen, bedarf es nur 0,18 Hektar Ackerland, besagt eine Studie der Cornell University. Für Menschen, die täglich mehr als zwei satte Steaks essen, muss dafür die vierfache Fläche bewirtschaftet werden. Trotzdem gehen Mischköstler bei moderatem Verzehr von tierischen Lebensmitteln noch effizienter mit dem Ackerland um als Vegetarier. Denn Bauern können Kartoffeln und Kohl nur auf besonders hochwertigen Böden kultivieren, deren Fläche begrenzt ist. Rinder und Schafe grasen dagegen auch in niederschlagsarmen, semiariden Steppenvegetationen. Die Forscher empfehlen daher dem Klimaschutz zuliebe täglich rund 60 Gramm Fleisch und Eier zu essen. Besser schneiden Schweinefleisch und Geflügel ab. Zudem ist Frischgemüse der Tiefkühl-Variante vorzuziehen.

Auch Lebensmittelproduzenten haben bereits ein „Carbon-Branding" eingeführt. Es belegt eine weitere Qualität der Lebensmittel. Sie werden nicht mehr nur in „gesund" oder „ungesund" eingeteilt, sondern auch nach ihrem ökologischen Werdegang. Das ist gut so, denn dies führt uns vor Augen, dass Essen nicht (nur) unserer Gesunderhaltung dient, sondern auch andere Bereiche unseres Lebens von dem tangiert sind, was wir tagtäglich kaufen, kochen und essen. Zum „Öko-Faschismus" sollte dies allerdings nicht führen.

5.

Die Milch macht's nicht

Milch wird vor allem von Alternativköstlern verflucht. Sie soll etwa verschleimen – das konnte eine Studie, bei der Soja- mit Kuhmilch verglichen wurde, jedoch widerlegen. Häufig wird auch eingewendet, dass Milch in seiner Zusammensetzung eben ideal für das Wachstum des Kalbes sei, nicht aber für den Menschen. Hier wird jedoch die Koevolution völlig außer Acht gelassen. Milchwirtschaft spielt bei vielen Völkern der Welt eine entscheidende Rolle. Ein internationales Wissenschaftlerteam hat nach Gen-Analysen aufgedeckt, dass die Fähigkeit, Milchzucker mithilfe der Lactase zu verdauen, bei Milch liebenden Menschen, zu denen auch wir Mitteleuropäer zählen, sehr ausgeprägt ist. Bei uns sind nur etwa 15 Prozent der Erwachsenen von einer Unverträglichkeit betroffen. Die Folgen einer Laktose-Intoleranz: Völlegefühl, Aufstoßen, Blähungen, Durchfall, Kopfschmerzen, innere Unruhe, Konzentrations- und Schlafstörungen. In anderen Ländern liegt die Krankheitsrate viel höher. Besonders Afrikaner, Asiaten, Indianer und Eskimos haben im Laufe der Evolution kaum Lactase entwickelt, da in Gegenden ohne Milchwirtschaft das Enzym keine Vorteile bringt. Man schätzt, dass weltweit zwischen 50 und 90 Prozent der Menschen keine Kuhmilch vertragen.

Wenn Ihnen Milch keine Verdauungsprobleme bereitet, spielt es für Ihre Gesundheit keine Rolle, ob Sie Milch und die Produkte daraus (Butter, Käse, Joghurt, Dickmilch, Kefir, Buttermilch, Quark, Sahne) mögen. Milch liefert einerseits Kalzium und Eiweiß, was günstig für Knochen und Zähne ist. Andererseits steckt in Milch gesättigtes Fett, über das viele Experten die Nase rümpfen, da es den Cholesterinspiegel heben könnte und dick machen soll. Bevölkerungsstudien haben bislang jedoch keine eindeutigen Antworten parat. Weder für die Herzgesundheit noch für die Entstehung von Diabetes spielt Milch eine Rolle.

Umstritten ist Milch-Konsum jedoch in der Krebs-Prävention. So schützt das tägliche Glas Milch möglicherweise vor Darmkrebs, könnte aber im Gegenzug zu Prostata-Krebs führen. Diskutiert wird etwa, ob das Kalzium in der Milch protektive Effekte haben könnte. Aber auch den konjugierten Fettsäuren (CLA) und Milchsäurebakterien im Joghurt spricht man gesundheitsfördernde Eigenschaften zu.

Manche Ernährungsgurus, wie Jane Plant in ihrem Buch „*Your Life in Your Hands*" (2000), behaupten aber trotzdem steif und fest, Brustkrebs sei durch den Verzicht auf Milch und Milchprodukte vermeidbar. Denn Milch von Hochleistungskühen enthalte viel IGF-1, einen Wachstumsfaktor, der auch Krebszellen anspornt. Allerdings wird über Speisen zugeführtes IGF-1 fast komplett verdaut, der Rest müsste dann vor allem im Darm Unheil anrichten. Aber gerade gegen Darmkrebs scheint Milch eher hilfreich zu sein. Jane Plant bemüht auch ihre eigene Biografie und meint, sie hätte ihren Brustkrebs durch eine entsprechende Änderung des Menüplans besiegt. Allerdings hat sie dabei nicht nur Milch gestrichen, sondern alle tierischen Lebensmittel, dafür aß sie fortan nur noch Sojaprodukte, Getreide und nahm Vitamin- und Mineralstoffpräparate ein. Gleichsam minimierte sie Stressfaktoren in ihrem Leben. Trotzdem rät sie das Milch-Meiden allen Frauen, um von Brustkrebs verschont zu bleiben. Das ist blanker Unsinn! Es gibt keine epidemiologischen Studien, die diese Behauptung in irgendeiner Weise stützen. Möglicherweise hat ihr die komplette Ernährungsumstellung geholfen, was aber keineswegs pauschal für alle Frauen gilt. Auch das Meiden von Stress hat sicher die Krebszellen bekämpft. Zudem gibt es gerade bei hoffnungslosen Krebserkrankungen und im Umfeld der Alternativmedizin häufig Spontanheilungen, die sich bislang nicht erklären lassen.

Milchverfechter führen immer wieder an, dass Milch mit ihrem Kalzium vor Osteoporose schütze. Das gilt jedoch nicht für alle Frauen. Ein Großteil der Erkrankungen geht auf das Konto von genetischer Veranlagung. Eine Variation im Vitamin-D-Rezeptor-Gen muss als Erstes vorhanden sein, um von einem erhöhten Risiko zu sprechen. Auch hier hilft ein Blick in die Krankheitsgeschichte der Ahnen. Wer gefährdet ist, etwa weil Mutter und Oma Probleme hatten, kann Osteoporose aber am besten mit viel Bewegung, Nichtrauchen, vielseitiger Ernährung und dem Verzicht auf Diäten vorbeugen. Ständiges Diäthalten führt nämlich zu Mangelzuständen.

Wer gerne viel Milch trinkt (und Fleisch isst), übersäure dagegen, was dem Knochenbau schaden könnte, meinen alternativmedizinische Experten. Aber es gibt auch Schulmediziner, die dasselbe gehaupten. Die Theorien von einer Übersäuerung des Organismus gehen auf den Arzt Franz Xaver Mayr und den Biochemiker Ragnar Berg zurück, die erstmalig Ende des 19. Jahrhunderts Säuren als „das Zellgift schlechthin" bezeichneten. Das hat mit dem modernen Wissen über den Säure-Basen-Haushalt nur wenig gemein. Denn das Gleichgewicht zwischen Säuren und Basen im Körper wird von Puffersystemen sehr gut reguliert. Niere und Lungen von Gesunden können große Mengen Säure, wie sie bei üblicher Mischkost gebildet wird, ausscheiden bzw. ausatmen. Erst wenn die Arbeitskraft der Niere im Alter nachlässt, puffert auch das Knochengewebe mit. Das heißt, es wird dem Knochen Kalzium entzogen, was ihn auf Dauer brüchig macht. Im Übrigen wirkt auch Getreide, also Brot und Reis, säurebildend. Niemand kommt aber auf die Idee, seiner Knochen wegen auf Brot zu verzichten. Und das ist gut so. Bislang gibt es keine evidenz-basierten Fakten, die für oder gegen Milch in der Osteoporose-Prävention sprechen. Machen Sie lieber viel Sport, am besten an der frischen Luft. Dann haben Sie auch genug Vitamin D, das unerlässlich ist für stabile Knochen.

6.

Fettarm in den Herzinfarkt

Fett ist schlecht, das hat man uns seit den 1980er Jahren eingebläut. Fett macht dick, Fett macht Pickel, Fett macht die Arterien kaputt, Fett macht Krebs. Die Vermutung, dass Fette der Gesundheit abträglich sind, stammt aus Versuchen mit Mäusen und Ratten, die man Ende der 1980er Jahre auf karge Diäten setzte. Eine fettarme Ernährung galt demnach auch für Menschen als unumschränkt gesund. Und bis heute geistert „fettarm" als Synonym für Wohlergehen in unseren Köpfen. Wie ließe sich sonst erklären, dass es ein Mindelheimer Metzger im Jahr 2007 mit der Erfindung einer fast fettfreien Wurst bis in die Tagesthemen geschafft hat? Die Antwort: Wir leben in einer fettphobischen Gesellschaft.

Tja, nur leider, leider hat man sich in dieser Sache völlig geirrt. Und nun tut es einigen Wissenschaftlern auch herzlich leid, dass man so viele Abnehmwillige und Gesundheitsbewusste falsch beraten hat. Denn Fett ist erstens ein essenzieller Bestandteil unserer Zellen – das heißt: wir BRAUCHEN Fett. Es sorgt für die Funktionstüchtigkeit der Neuronen, für ein gutes Immunsystem und ist Baustein für Zellhüllen, Vitamin D und verschiedene Botenstoffe wie Sexualhormone. Die Fettlöslichen Vitamine A, D, E und K können wir nur aufnehmen und verwerten, wenn genügend Fett als Transporter in der Nahrung steckt. Fett ist zudem auch Geschmacksträger, da viele Aromen Öle sind, die sich besonders gern an die Fettbestandteile unserer Nahrung, nicht aber an Wasser heften. Diejenigen, die sich also das Fett vom Munde abgespart haben, haben auch gleichsam viele Geschmacksstoffe von ihrem Speiseplan gestrichen. Und dünner sind die Industrienationen von dieser fettarmen Kur auch nicht geworden. Im Gegenteil. Vielleicht könnte das ja etwas damit zu tun haben, dass Essen, das nicht schmeckt, auch nicht gut für uns ist.

Die Erkenntnis, dass der Nährstoff Fett gar nicht so übel ist, haben wir zum Großteil Wissenschaftlern der Universität in Harvard zu verdanken. In der *Nurses Health Study* haben Walter Willet und seine Kollegen zu Anfang des Jahrtausendwechsels aufgedeckt: Die Höhe des Fettverzehrs ist nicht mit einem höheren Krankheitsrisiko assoziiert. Auch die bereits zitierte US-amerikanische Studie *Women's Health Initiative Dietary Modification Trial* hat abermals bestätigt, dass ein verminderter Fettverzehr weder Herzkrankheiten noch Brust- oder Darmkrebs verhindern kann. Zur Erinnerung: Ein Teil der Frauen nahm 8 Jahre lang 29 Prozent ihrer Gesamtkalorien in Form von Fett auf, während die anderen Probandinnen die für die USA üblichen 35 Prozent zu sich nahmen. Die Fettsparer-Fraktion hatte auch nicht an Gewicht verloren, die Cholesterinspiegel unterschieden sich nicht. 29 Prozent Fettanteil in der Ernährung ist allerdings nicht „fettarm". Und das war vielleicht das Glück der Probandinnen. Denn eine kleine US-amerikanische Studie aus dem Jahre 1998 zeigte: Diejenigen Probanden, die es schafften, radikal ihren Fettverzehr über ein Jahr lang einzuschränken (zu halbieren), drückten ihre Blutfettwerte erschreckend tief, so tief, dass die Studienautoren sogar ein erhöhtes Herzinfarktrisiko befürchteten. Eine andere britische Studie zeigte, dass Hypertonikerinnen ihr Schlaganfallrisiko mit einer fettarmen Kost erhöhen.

Wankelmut

Freispruch für alle Fette bedeuteten die Botschaften aus Harvard freilich nicht. Man unterscheidet bis heute sehr klar zwischen „gutem Fett" (Öle, Nüsse, Fisch) sowie „schlechtem" (tierisches Fett, gehärtetes Fett, Transfettsäuren). Der Chemiker kennt zwei

Fettarten, das hat etwas mit den Doppelbindungen innerhalb der Fettmoleküle zu tun:

- Gesättigte Fette ohne Doppelbindung: Kokosfett, tierische Fette außer Fischfett gehärtete Fette in Keksen, salzigen Snacks und einigen Margarinen
- Ungesättigte Fettsäuren, mit einer oder mehreren Doppelbindungen
  - Oliven- und Rapsöl bestehen zu einem Großteil aus einfach ungesättigten Fettsäuren, etwa Ölsäure. Auch Fleischfett liefert diese Fettsorte.
  - Mehrfach ungesättigte Fettsäuren sind in fast allen anderen Ölen zu über 50 Prozent zu finden. Fischfett besteht auch großteils aus mehrfach ungesättigten Fettsäuren.
  - Omega-6-Fett: Linolsäure
  - Omega-3-Fett: Linolensäure, Docosahexaensäure (DHA), Eicosapentaensäure (EPA)

Nach der Verteufelung aller Fettsorten galten für eine kurze Zeit alle pflanzlichen Fette als das Nonplusultra der gesunden Ernährung – Olivenöl, Sonnenblumenöl, Distelöl. Tierische Fette, mit Ausnahme von Fischfett, erhielten demgegenüber das Etikett „böse". Denn epidemiologische Studien zeigten, dass etwa Mittelmeerländer mit einem hohen Fettverzehr, aber auch die Inuit, die in Grönland hauptsächlich von fettem Seefisch leben, kaum von Zivilisationskrankheiten heimgesucht werden.

Später revidierte man jedoch: Das Sonnenblumenöl ist gar nicht so gut, weil die darin enthaltenen Omega-6-Fettsäuren im Körper Entzündungsprozesse anfachen. Zudem verwandeln sich mehrfach ungesättigte Fettsäuren in der Pfanne (ab 180 Grad Celsius) in schädliche Substanzen. Auch das Distelöl, das sehr anfällig ist gegen Hitze, Licht und Sauerstoff, hat man bald wieder von der Top-Ten-Liste gestrichen – in der Ernährungspyramide der DGE ist das Öl nicht explizit erwähnt. Denn ranzig sind Öle alles andere als gesund, es bilden sich zellgiftige Peroxide und Aldehyde. An erster Stelle favorisieren die Wissenschaftler daher heute einfach ungesättigte Fettsäuren und Omega-3-Fette etwa aus Fisch oder Leinöl. Ein Verhältnis von Omega-3- zu Omega-6-Fett von eins zu fünf (1:5) sollte der Gesundheit wegen nicht überschritten werden. Neuere Studien aus Harvard bezweifeln jedoch auch dieses Dogma. In der *Nurses Health Study* war nur die Menge an ungesättigten Fettsäuren, nicht aber das Verhältnis ausschlaggebend für das Auftreten von Herzkrankheiten.

Auch das Image des Olivenöls bekam durch eine Studie der Universität Münster vom Januar 2008 Kratzer. Mäuse, die man vier Monate auf eine Olivenöl-Diät setzte, hatten ein erhöhtes Arteriosklerose-Risiko, kleinere Herzen und mehr geschädigte Herzmuskelzellen als Normalo-Mäuse. Auch wenn das nur eine Tierstudie ist, muss man solche Funde ernst nehmen. Möglicherweise ist Olivenöl nicht der schützende Faktor in der herzschonenden mediterranen Ernährung. Wenn sich dieser Verdacht bestätigen sollte, müsste auch die US-Gesundheitsbehörde FDA umdenken. Denn: In den USA dürfen olivenöl-haltige Lebensmittel seit 2004 einen Health Claim tragen, weil zwei Esslöffel Olivenöl täglich das Risiko einer Herzkrankheit reduzieren sollen.

Unsinnige Fett-Empfehlungen

Wollen Sie an dieses chemische Kauderwelsch denken, wenn Sie sich überlegen, was Sie heute essen wollen? All das ist hochgradig unpraktikabel und verwischt kulturelle Besonderheiten. Sicher ist Olivenöl ein hochwertiges Öl, aber jedes Essen, etwa Krautwickel will man doch nicht damit zubereiten. Distelöl und Leinöl schmecken fischig, sind also inakzeptabel für so manche Zunge.

Gerne vergessen wird in der Diskussion auch, dass Fleisch heute durch mannigfaltige Züchtung immer fettärmer wird. Der Fettgehalt von Schweinefleisch ist heute niedriger als der von Geflügel. In Filets und Schinken ist praktisch kein Gramm Fett zu finden. Denn Verbraucher haben immer häufiger fettarmes Fleisch nachgefragt, die Züchter gaben ihr Bestes – mit Erfolg. Leider hat man damit auch diverse Spurenelemente und den Geschmack dezimiert. Aber auch Fleisch liefert einen beträchtlichen Anteil an einfach ungesättigten Fetten. Das Fett einer Kalbshaxe besteht etwa zur Hälfte daraus. Der Rest sind gesättigte Fettsäuren (großteils) und mehrfach ungesättigte Fettsäuren. Ebenso Schweinfleisch, Rindfleisch und Geflügel. Sie haben richtig verstanden: Fleischfett bedeutet nicht nur das gesättigte, „ungesunde" Fett, sondern ist eine Mischung aus verschiedenen Fetten. Andererseits ist das Fleisch bestimmter Tierrassen reicher an ungesättigten Fettsäuren, Gleiches gilt für Wild. Ebenso stecken im tierischen Fett so genannte konjugierte Linolsäuren (CLA-Fett), die zumindest im Tierversuch tumorhemmende Eigenschaften gezeigt haben und sich günstig aufs Körperfett auswirken sollen. Daher gibt es bereits CLA-Pillen, deren Wirkung aber bislang nicht unter Beweis gestellt werden konnte und es vermutlich auch nicht mehr wird.

Was Nahrung kann

Wie sollen gesättigte Fette denn nun Arterien und Herz beschädigen beziehungsweise wie sollen Olivenöl und Fischfett vor Herzkrankheiten schützen? Das Risiko eines Herzinfarktes wird laut der PROCAM-Studie vor allem durch einen hohen Cholesterinspiegel im Blut, Tabakkonsum und das zunehmende Alter gefördert. Die Cholesterin-Theorie lautet: schwimmt zu viel Cholesterin im Blut, lagert sich dieses als Plaques in den Zellwänden der Gefäße ein, dazu gesellen sich abgestorbene Immunzellen und Kalk und verengen die Gefäße gefährlich. So steigt der Blutdruck, schlimmstenfalls löst sich ein Plaqueteilchen aus der Wand und verstopft die Herzkranzgefäße oder Blutbahnen im Gehirn – die Folge: Herzinfarkt oder Schlaganfall. Der durchschnittliche Cholesterinwert eines Deutschen zwischen 35 und 65 Jahren beläuft sich auf 236 Milligramm pro Deziliter Blut. Als „normal" gelten Werte bis 200 mg/dl. Werte, die über 240 mg/dl liegen, sind bedenklich. Erwogen wird eine weitere Absenkung nach dem Motto „Je tiefer, desto besser". Vor 20 Jahren galten noch 250 mg/dl Blut als unbedenklich. Legt man diesen Maßstab heute an, müssten sich die meisten Deutschen keine Sorgen machen. Je weiter dieser Wert also sinkt, desto kränker werden wir gemacht. Wer daran verdient, ist klar: die Hersteller von cholesterinsenkenden Arzneien, denn auf die Ernährung ist – wie ich gleich erklären werde – in dieser Hinsicht abermals kein Verlass.

Cholesterin wird in der Leber gebildet und hat mannigfaltige Aufgaben im Körper. Es dient zum Beispiel als Bausubstanz für Zellmembranen, Vitamin D und diverse Hormone. Cholesterin ist zudem das Vehikel, mit dem Fette (Cholesterin und Triglyceride) von der Leber über die Blutbahn zu den Gefäßen transportiert wird. Bei der Hinfahrt heißt das Taxi LDL-Cholesterin, bei der Rückfahrt HDL-Cholesterin. LDL-Cholesterin gilt Kardiologen heute als das „böse", während das HDL das „gute" Cholesterin ist, weil es das Gefäßfett ja abtransportiert. LDL soll, so lautet die Theorie weiter, von freien Radikalen oxidiert, also beschädigt werden. In dieser lädierten Form lagere es sich besonders leicht in den Zellwänden der Gefäße ab, mache sie steif und eng und erhöhe so das Risiko für Herzkrankheiten. Dass Radikalfänger in Form von Vitaminpillen aber für die Gesunderhaltung des Herzens nichts bringen, habe ich in Kapitel 3 erläutert.

Bewiesen ist nun laut Studien der Harvard University:

- Ungesättigte Fette erhöhen das HDL-Cholesterin, während das LDL-Cholesterin sinkt.
- Gesättigte Fettsäuren erhöhen beide Cholesterin-Fraktionen.
- Transfette erhöhen nur das LDL-Cholesterin.
- Nahrungscholesterin, wie es in Ei, Currywurst & Co. steckt, hat kaum einen Einfluss auf den Cholesterin-Wert im Blut. Denn drei Viertel des körpereigenen Cholesterins stellt die Leber – je nach Bedarf – her.
- Statine: senken nur das LDL-Cholesterin, HDL-Cholesterin-Spiegel verharren auf ihrem Niveau. Daher können, laut Experten, derzeit mithilfe der Statine nur etwa 60 bis 70 Prozent der Herzerkrankungen verhindert werden.

Genetische Einflüsse

Mittels einer entsprechenden Diät oder der Einnahme von Medikamenten sinkt oder steigt aber nicht bei allen Menschen der Cholesterinspiegel. Man zählte in diversen Ernährungsstudien etwa 25 Prozent so genannte Non-Responder, Probanden also, die auf eine Herz-Diät nicht ansprechen. Bei einigen dieser Querulanten reagiert der Cholesterinspiegel auf fettarme Ernährung sogar in umgekehrter Weise. Er steigt an. Dieser Effekt beruht auf genetischen Eigenheiten des Menschen, den Single-Nucleotid-Polymorphismen (SNPs). Dabei variieren Basenpaare in der DNS. Je nachdem, welches SNP-Exemplar man in sich trägt, werden Gene langsam oder schnell in ein Enzym übersetzt.

Eindrucksvoll hat die Folgen solcher SNPs der schwedische Wissenschaftler Frederik Nyström von der Universität in Linköping in einem Experiment offenbart. Seine 18 Probanden mussten bis zu 6000 Kalorien pro Tag über Fast Food, Süßigkeiten und anderes Fetthaltiges in sich hineinmampfen. Zudem wurde den Studenten untersagt, sich sportlich zu betätigen. Das Ergebnis: Während die Leberwerte sich insgesamt verschlechterten, stiegen auch die Cholesterinwerte, diese erholten sich nach zwei Wochen aber wieder. Und obwohl die Mast viel tierisches Fett enthalten hatte, stiegen die Werte des „guten" HDL-Cholesterins sogar insgesamt gesehen an. Einige Probanden blieben vollkommen unbeeindruckt von dieser Tortur – sie wogen nur ein wenig mehr als vor dem abenteuerlichen Versuch, auch Blutdruck und Cholesterinwerte waren gleich. Andere mussten das Projekt abbrechen, da ihre Cholesterinspiegel rasant in die Höhe schnellten.

Mithilfe der Genom-Forschung will man in Zukunft das Herzinfarktrisiko noch genauer vorhersagen können, als das bislang der Fall ist. Gene haben laut einer US-Zwillingsstudie aus dem Jahr 2005 insgesamt einen größeren Einfluss auf den Cholesterinspiegel als eine fettarme Diät und viel Bewegung im Alltag. Erst jetzt ahnt man so langsam, welch großen Einfluss unsere genetische Ausstattung darauf hat, ob wir gesund durch unser Leben marschieren oder mit zahlreichen Leiden, ob wir jung oder als Methusalems sterben. Von Revolution ist in Wissenschaftskreisen die Rede. Sicher haben Sie sich auch schon oft gefragt, warum eigentlich EINE Ernährung für alle gleich gesund sein soll. Oder warum Ernährungstipps für alle Menschen gleichermaßen gelten. Schließlich sind Menschen nach unserem modernen Verständnis doch Individuen. Menschen unterscheiden sich eben nicht nur in ihrem Geschlecht, ihrer Haarfarbe darin, wie sie Arzneien und Umweltgifte abbauen oder mit traumatischen Ereignissen umgehen. Sie unterscheiden sich auch in dem, wie sie Nahrung verstoffwechseln – Nutrigenomiker erforschen das seit dem Jahr 1999. Wegen dieser unterschiedlichen Blaupausen im Genom sind vermutlich auch zahlreiche Studien im Bereich Ernährung so widersprüchlich. Ein gutes Genprofil könnte also jegliche Gesundheits-Diät, aber auch Sport obsolet machen, während ungünstige Gene durch einen gesunden Lebensstil auszugleichen waren. Ob allerdings individualisierte Ernährungsempfehlungen eines Tages tatsächlich formuliert werden können, steht noch in den Sternen. Schließlich spielen unzählige Gene mit, wenn jemand über die Jahre immer dicker wird, eines Tages einen Schlaganfall erleidet oder einen Tumor entwickelt. Trotzdem kursieren bereits Genom-Tests mit fragwürdigen Ernährungsempfehlungen oder Ratgeberbücher inklusive Rezeptteil für die verschiedenen „Snips-Typen" (Menschen mit winzigen Gen-Mutationen), verfasst von Universitäts-Professoren.

Dass sich das Genom allerdings relativ rasch an veränderte Lebensbedingungen anpasst, haben Anthropologen der Universität Utah herausgefunden. So sind, etwa SNPs, die dem Menschen helfen, von einer kohlenhydratreichen Ernährung zu profitieren anstatt Diabetes zu entwickeln, bereits heute weiter verbreitet sind als bislang angenommen.

Cholesterin nicht mehr auf der Anklagebank

Weil dem Blutcholesterin so ein schlechter Ruf anhängt, färbte das auch auf das Cholesterin aus der Nahrung ab. Die diente lange Jahre dazu, Lebensmittel wie Eier, Krabben und Butter als „Sünde" zu brandmarken und uns ersatzweise Margarine anzuempfehlen. Cholesterin in der Nahrung kann jedoch gar nicht so unglaublich bedenklich sein, schließlich steckt es sogar in Muttermilch. Diese enthält etwa 25 Milligramm Cholesterin pro 100 Gramm, Kuhmilch dagegen nur die Hälfte. Manche Experten vermuten sogar, dass darum gestillte Kinder im Erwachsenenalter einen höheren IQ entwickeln. Denn: Cholesterin spielt beim Aufbau des Gehirns und Nervensystems eine wesentliche Rolle. Babynahrungshersteller verzichten laut Wikipedia aber auf die Anreicherung von Muttermilch-Ersatz mit Cholesterin – vermutlich, weil sie wegen der kollektiven Fettphobie um ihre Umsätze fürchten. Zahlreiche Studien geben jedoch Entwarnung für cholesterinreiche Lebensmittel. So hat etwa der Genuss von täglich einem Ei das Herzinfarktrisiko in Studien der Harvard University nicht erhöht. Wilhelm Busch vermutete das auch schon: „Das weiß ein jeder, wer's auch sei, gesund und stärkend ist das Ei."

Keine Angst vor Butter und Speck

Allerdings wird der Herzgesundheit wegen weiterhin allen Menschen empfohlen, an gesättigten Fetten aus Butter, Milch, Sahne, Joghurt, Käse, Speck, Wurstwaren, Fleisch und Geflügel (der knusprigen Haut) zu sparen. Und dieser Ratschlag findet sich tatsächlich im Repertoire von fast jedem Ernährungsberater und Wissenschaftler. Gesättigte Fettsäuren erhöhen nämlich nicht nur das Cholesterin, sondern auch Triglyzeride und freie Fettsäuren im Blut, die auch die Gefäße schädigen können. Doch auch dieser Ratschlag ist auf dünnes Eis gebaut.

Der US-amerikanische Wissenschaftsjournalist Gary Taubes sagt in seinem Buch „Good calories, bad calories": „Vergiss das Fett, wenn du dein Herz schützen willst. Einfach gestrickte Kohlenhydrate, wie sie aus Zucker, Weißbrot oder Mais stammen", sind „wesentlich schädlicher für die Blutwerte als Fett." So starben früher, in den 1970er Jahren, als man Populationsstudien begann, etwa die Bewohner der Mittelmeerländer sehr selten an Herzkrankheiten. Taubes meint, dies sei nicht dem niedrigen Konsum an gesättigten Fetten zu verdanken, sondern der Tatsache, dass Zucker und Weißbrot in der Mittelmeerdiät damals nur sparsam verwendet wurden. Auch die Franzosen müssen immer wieder herhalten, wenn es darum geht, ob eine Ernährung reich an gesättigtem Fett ungesund ist. Denn: Franzosen essen nicht nur mehr Fett, sondern auch mehr Fleisch und Eier als Deutsche. Die Cholesterinwerte sind links vom Rhein jedoch nicht höher als rechts.

Noch ein weiteres Beispiel zeigt, dass die Gleichung weniger gesättigtes Fett = weniger Herzkrankheiten nicht so ganz stimmen kann. Seit nach dem Ersten Weltkrieg nahmen Herzkrankheiten drastisch zu, nicht aber der Verzehr tierischer Fette. Seit Jahren kratzen wir nämlich die Butter vom Brot, kaufen entrahmte Milch, essen schlanke Fleisch-Filets und pulen den Fettrand vom Schinken, während auf dem Speiseplan unserer Großmütter und -väter Ochsenschwanzsuppe stand, Schmalzbrot, Blut- und Leberwurst. Und tatsächlich gibt es laut der 2007 aktualisierten Fettleitlinie der DGE auch keine eindeutige Evidenz, was gesättigte Fette und koronare Herzerkrankungen angeht. Gesichert ist also nur, dass sich der Cholesterinspiegel bei einigen Menschen mit einer Diät arm an gesättigtem Fett beeinflussen lässt, nicht aber, dass diese Diät dann auch tatsächlich Herzkrankheiten verhindert.

Seefisch ist gesund, aber vom Aussterben bedroht

Dreimal wöchentlich fetten Seefisch wie Makrele, Thunfisch und Lachs verzehren, das soll man seiner Gesundheit wegen. Was macht diese Fette so wertvoll für den Menschen? Ungesättigte Fettsäuren kann der Körper nicht selber herstellen. Er muss sie sich von außen zuführen. Früher, als der Homo sapiens noch in Afrika weilte, besaß er ein Enzym, die Desaturase, die ihm half, aus gesättigten Fetten ungesättigte zu bauen. Zudem lieferten Nüsse und auch Wildfleisch große Portionen dieser Fette. Für Menschen, die am Meer lebten, war es umso einfacher. Omega-3-Fette dienen als Bausubstrat für Zellmembranen. Vor allem im Gehirn sorgen sie dafür, dass sich die Neuronen gut verschalten. Ebenso werden aus den Fischfetten Gewebshormone, die das Immunsystem positiv beeinflussen. Darum sollen sich mit der täglichen Ration Omega-3-Fett Herzkrankheiten, Depressionen, Alzheimer und Krebs vermindern lassen.

Den Omega-3-Fettsäuren erging es darum ähnlich wie Vitaminen und Resveratrol – man steckte sie in eine Pille und verkaufte diese an gesunde Menschen, die sich gegen Herzinfarkt zu feien versuchten. Laut zweier Meta-Studien aus den Jahren 2004 und 2006 unter Leitung von Lee Hooper, britischer Wissenschaftler und Mitglied der *Cochrane Collaboration,* können jedoch weder fetter Seefisch noch Fischölkapseln gegen Herzkrankheiten oder Krebs etwas ausrichten. Auch die Lebenserwartung verlängerte sich nicht. In einigen Studien traten während einer Fischöl-Kur sogar häufiger Komplikationen oder Todesfälle auf als bei Probanden, die keine Pillen einwarfen. So kam es bei Angina-Pectoris-Patienten zu Herzrhythmusstörungen. Menschen mit chronischen Herzerkrankungen sollten also auf jeden Fall von Fischölkapseln ihre Finger lassen.

Das Herz gesunder Menschen profitiert aber – besieht man sich die gesamte Faktenlage – durchaus ein wenig von Omega-3-Fett. Aber muss es eigentlich fetter Seefisch sein? Die Bestände an Thunfisch, Kabeljau & Co. sind seit den 1950er Jahren um 90 Prozent dezimiert worden. Rechtfertigt ein minimaler Herzschutz diesen ökologischen Raubbau? Ich meine, nein. Zumal es andere, wesentlich effektivere Möglichkeiten gibt, Herzkrankheiten vorzubeugen.

Bedenkliches Fritten-Fett

Als bedenklich stufen Ärzte und Ernährungswissenschaftler – selbst einige Kritiker der Cholesterin-Hypothese wie Uffe Ravnskov – allerdings die Transfettsäuren ein, die in großen Mengen nur in Fertigprodukten, Frittiertem und lange Jahre auch in Margarine zu finden waren. In kleinen Mengen stecken Transfettsäuren auch in tierischem Fett wie Butter. Der Harvard-Mediziner Walter Willet machte in einer Lancet-Publikation 1993 auf das Gesundheitsproblem aufmerksam, das die industriell hergestellten Transfettsäuren bereiten könnten. Bereits fünf Gramm Transfettsäuren täglich sollen das Herzinfarktrisiko um 25 Prozent erhöhen – relativ, nicht absolut!

In Fast-Food-Produkten variieren die Transfett-Gehalte allerdings extrem, in USA sollte man sich den Gang zu McDonalds & Co. sparen, in Deutschland, Russland oder Dänemark ist der Verzehr von Pommes dagegen ungefährlich. Die DGE empfiehlt, maximal zwei Gramm Transfettsäuren pro Tag aufzunehmen. In Dänemark dürfen seit 2003 nur Mini-Mengen an Transfettsäuren (2 Gramm pro 100 Gramm Fett) in Lebensmitteln auftauchen. Aufgrund dieses gesetzlichen Drucks hat die Industrie einen großen Aufwand betrieben, Transfettsäuren aus ihren Produkten zu eliminieren – mit Erfolg.

Hierzulande ziert verpackte Waren noch kein Hinweis auf das Herzgift wie in den USA. Einen für die Hersteller verpflichtenden Grenzwert für transfettsäuren in Fetten und Ölen gibt es in der Europäischen Union lediglich für Säuglingsnahrung und Olivenöl. Einige Ernährungsexperten unken, dass das erhöhte Herzinfarktrisiko nichts mit Transfetten, sondern mit dem Margarineverzehr früherer Jahre zu tun habe. Denn heute veraltete Verfahren zur Margarineherstellung hätten ein spezielles Hydrierungsverfahren verwendet, bei dem besonders viele solcher Transfette entstanden seien. So lieferten Margarinen in den 1960er Jahren 10 Gramm Transfettsäuren pro 100 Gramm, 1999 war kaum noch etwas von dem Kunst-Fett in Margarineprodukten zu finden. Ein Europäer ist also auf der sicheren Seite, wenn er nicht gerade täglich Fertigprodukte zu sich nimmt.

Unbekannte Faktoren

Relativ gut bewiesen ist, dass eine traditionelle, mediterrane Diät gegen Herzkrankheiten feit. Das heißt: Olivenöl, Obst- und Gemüse, Nüsse, Fisch in Fülle und Wein in Maßen. Trotzdem wird diese Art der Ernährung für unsere Breitengrade nicht unbedingt als Nonplusultra der gesunden Ernährung empfohlen. „Nach allen Erfahrungen ist nicht mit einer befriedigenden Compliance zu rechnen", liest man im Lehrbuch „Ernährungsmedizin". Sprich: Auch wenn eine Mittelmeerdiät als gesunde Ernährung gelten kann, so müssen wir, da wir traditionell viel Tierisches, Kartoffeln und Kohl essen, nicht ab morgen nur noch von Pasta und Fisch leben. Dass diese Ernährungsumstellung bestenfalls wirkungslos wäre, zeigt die EPIC-Elderly-Study aus dem Jahr 2005. Eine mediterrane Diät verlängerte zwar das Leben von betagten Spaniern und Griechen, nicht aber von Deutschen und Niederländern. Grund dafür könnten genetische Unterschiede sein. Diskutiert wird aber etwa für das Olivenöl – ähnlich wie beim Soja –, dass es nur schützend wirkt, wenn es bereits von Kindesbeinen an auf dem Speiseplan steht. Darum müssen die Experten auch zugeben, dass es mit einer mediterranen Diät alleine in unseren Breitengraden nicht getan ist. Und so relativiert Walter Willet: „Gemeinsam mit regelmäßiger Bewegung und Nichtrauchen könnten 80 Prozent der Herzkrankheiten durch eine mediterrane Diät verhindert werden, 70 Prozent der Schlaganfälle, und 90 Prozent der Typ-2-Diabetes-Fälle".

Dennoch sind die Zusammenhänge zwischen Risikofaktoren und einer Herzerkrankung keineswegs so klar, wie das oft suggeriert wird. In der Monica-Studie (*Monitoring Trends and Determinants in Cardiovascular Disease*) haben finnische Forscher herausgefunden, dass ein Großteil der Herzinfarkte nicht durch die bekannten Auslöser erklärbar sind. Manche Experten gehen davon aus, dass sogar bei jedem zweiten Patienten unbekannte Faktoren existieren müssen, weil der Betroffene weder raucht noch zu den Fast-Food-Fans zählt, noch ein Bewegungsmuffel ist. Als weitere mögliche Ursachen werden derzeit chronische Erkrankungen wie Asthma, Allergien oder Hauttumoren gehandelt.

Dauerstress mit Folgen

Psychische und sozioökonomische Faktoren geraten derzeit immer häufiger als Mitverursacher von Herzkrankheiten ins Blickfeld der Forschung. Depressionen etwa sollen so gefährlich sein wie das Rauchen. Einmal, weil depressiv verstimmte Menschen sich nicht an Therapien halten: Sie nehmen – wenn überhaupt – unregelmäßiger Medikamente ein und können sich noch schwerer dazu animieren, täglich um den Block zu joggen oder dem Glimmstängel zu entsagen. Andererseits spielen auch biologische Faktoren eine Rolle – schließlich arbeiten im Gehirn Depressiver stressregulierende Systeme nicht mehr so einwandfrei. Dies führt zu erhöhten Cortisol- und Insulin-Werten im Blut, Hormone, die die Fettansammlung auf den Hüften vorantreiben, was wiederum Gift für die Herzgefäße ist.

Experten kennen seit 1999 das Broken-Heart-Syndrom, eine Herzkrankheit, die sich wie ein Infarkt äußert, bei der aber nicht das Herzgewebe abstirbt, sondern das Herz einfach sein Schlagen aussetzt. In einer Studie der Johns Hopkins Universität fiel auf, dass besonders häufig Frauen nach den Wechseljahren eine solche Herzattacke erlitten, wenn sie kurze Zeit vorher ein emotionales Trauma, etwa den Verlust von Mann oder Kind, erlebt hatten. Im Blut fanden die US-Forscher Adrenalin-Werte, die die von gesunden Patientinnen um das Zwei- bis Dreifache überstiegen. Nicht umsonst kennt der Volksmund die Redewendung „er/sie starb an gebrochenem Herzen". Bei jeder 30. Herzkatheter-Untersuchung wird mittlerweile solch eine stressinduzierte Herzmuskellähmung entdeckt.

Stress gilt als anerkannter Risikofaktor unter Herzspezialisten. So hat eine Stockholmer Studie offengelegt, dass eine Stunde nach einer akuten Stressreaktion das Herzinfarktrisiko auf das 17-Fache ansteigt. Warum? Bei Stress ziehen sich die Arterien, die den Sauerstoff zu Herz und Hirn führen, zusammen, sodass eine Unterversorgung dieser wichtigen Organe entsteht.

Hans Selye entwickelte bereits in den 1930ern die Lehre vom Stress und vom allgemeinen Adaptationssyndrom. Damit fand das Phänomen Eingang in die medizinische Literatur. Selye unterschied allerdings zwischen Eustress und Distress. Eustress soll man fühlen, wenn man positiv erregt ist, etwa vor einer wichtigen Rede oder beim Sport. Distress sollte dagegen negative Stresssituationen beschreiben, wie Mobbing in der Arbeit, nicht bestandene Prüfungen oder Streit mit dem Ehepartner.

Heute gilt diese Einteilung als veraltet. Stress, wie ihn ein moderner Mensch erlebt, ist fast immer negativ, weil es sich ja nicht mehr nur um einzelne belastende Situationen handelt, sondern weil der moderne Mensch chronischem Stress ausgesetzt ist. Denken Sie an Ihren Büroalltag, wo vielleicht alles immer schnell, schnell gehen muss, an den *Information Overload*, dem wir durch Computer, Handy und Fernseher ausgesetzt sind, an Menschen, die 24 Stunden am Tag Angehörige pflegen, an Arbeitslose. Die meisten können damit nicht umgehen, sie antworten „maladaptiv" auf chronischen Stress, was die Stressreaktion, also die Ausschüttung von Hormonen wie Cortisol, Adrenalin, Noradrenalin, Testosteron und Wachstumshormon weiter anheizt. Damit einher geht das Gefühl, das Leben nicht mehr aktiv gestalten zu können.

Eine Studie der University of Hawaii belegte im August 2007, dass Männer, die gut mit Stress umgehen können, höhere HDL-Spiegel hatten als Kollegen, die sich leicht stressen lassen. Dass man Herzkrankheiten unterstützend zur konventionellen Therapie mit Entspannungstechniken entgegentreten muss, hat die Mind-Body-Medizin erkannt. Zahlreiche Studien zur Entspannung mittels Yoga, Qigong, Tai-Chi oder sportlicher Betätigung tragen die Mind-Body-Mediziner zusammen und beweisen, dass das Herz von Menschen mit einem ineffizienten Stressmanagement davon profitiert. So senkt regelmäßiges Schattenboxen (Tai-Chi) den Blutdruck um bis zu 20 mm Hg. Die Qigong-Atemtechnik verbessert die Sauerstoffaufnahme und die Lebensqualität bei Herzinsuffizienten. Wer als Herz-Patient an einem Yoga-Kurs teilnimmt, verbessert seine Belastbarkeit, seine Fettwerte im Blut und einen zu hohen Blutdruck. Solche Studien sind im Vergleich zu Medikamenten-Studien bislang nur dünn gesät – weil hinter solch einem psychischen Stressmanagement keine Lobby, kein Interessenverband steht, der PR-Kampagnen bezahlt.

Der schädlichen Wirkung von Stress auf das Herz sind wir jedoch nicht hilflos ausgeliefert. Sie kann durch gute soziale Netzwerke ausgeglichen werden. Münchner und Heidelberger Wissenschaftler haben in der MONICA-Studie herausgefunden, dass Menschen mit vielen, guten Freunden, einem intakten Familienleben oder die sich in Vereinen engagieren, länger leben als Menschen, die sozial isoliert sind.

Noch heute gilt der Herzinfarkt als Manager-Krankheit. Aktuelle Studien zeigen jedoch, dass psychosozialer Stress und erhöhte Infarkt-Quoten vor allem im Niedriglohnsektor auftreten. Laut Studien des Mannheimer Forschers Johannes Siegrist sind Menschen von einem doppelten Herzinfarktrisiko betroffen, die einer anstrengenden Arbeit mit geringer Kontrolle über die eigene Tätigkeit nachgehen oder sich beruflich verausgaben ohne entsprechende Entlohnung durch Geld, Anerkennung, Aufstiegschancen oder Arbeitsplatzsicherheit. Teilweise sei dies zwar durch einen ungesünderen Lebenswandel – Zigaretten, Alkohol – erklärbar, rechne man dies heraus, bliebe jedoch noch immer ein hohes Herzrisiko, so Siegrist.

Was Sport wirklich kann

Wer sich täglich viel bewegt, etwa im Garten arbeitet, mit dem Rad in die Arbeit fährt oder Treppen Rolltreppen und Fahrstühlen vorzieht, der verbessert nachweislich seine Herzgesundheit. Auch wer regelmäßig Ausdauersportarten nachgeht, wird belohnt. Sämtliche Kenngrößen, mittels derer Kardiologen messen, ob das Herz wohlauf ist, verändern sich durch richtig dosierten Sport ins Positive; das sympathische Nervensystem wird geschont, mit der Folge, dass Rhythmusstörungen, Bluthochdruck und dem Loslösen von Teilchen aus den Plaques vorgebeugt wird. Das Blutvolumen steigt an, während das Blut dünnflüssiger wird und nicht so leicht verklumpt. Die Herzmuskelmasse nimmt zu, die Hohlräume vergrößern sich, das Schlagvolumen steigt bei sinkender Frequenz. Das heißt: Pro Schlag wird mehr und dafür seltener Blut durch das Gefäßsystem gejagt. Der Blutdruck sinkt schließlich. All das führt dazu, dass Ausdauersportler seltener am Herzen erkranken und sogar länger leben als Couch-Potatoes. Andererseits kann Sport als Ventil für Stress eingesetzt werden. Denn: Die Auswirkungen von psychosozialem Stress auf das kardiale System werden abgefedert und einer Depression wird vorgebeugt. Regelmäßige körperliche Aktivität bringt ein bis zu 40 Prozent vermindertes Risiko für Herzkrankheiten. Trotzdem: Sportliche Aktivität ist im Vergleich zu anderen Faktoren nicht so bedeutsam, wie das häufig glauben gemacht wird.

Wissenschaftler haben in der INTERHEART-Studie aus dem Jahre 2004 die Risikofaktoren für Herzkrankheiten gewichtet und als relative Risikos angegeben:

zu viel LDL-, zu wenig HDL-Cholesterin	3,25
Rauchen	2,87
Psychosozialer Stress	2,67
Diabetes mellitus	2,37
Bluthochdruck	1,91
Abdominelle Adipositas	1,62
Alkoholgenuss	0,91
Körperliche Aktivität	0,86
Täglich Gemüse und Obst	0,70
Alles kombiniert	129,20

Die Zahlen bedeuten, dass ein Mensch etwa mit einem ungünstigen Lipidprofil mit einem um den Faktor 3,25 erhöhten Risiko für Herzinfarkt leben muss. Oder: Von 1000 Menschen mit normalem Cholesterinwert erleidet einer einen Herzinfarkt, während von 1000 Menschen mit aus dem Lot geratenen Blutfettwerten mehr als drei betroffen sind. Cholesterin, Diabetes und Bluthochdruck sowie Adipositas sind nur bedingt beeinflussbar, da sie teilweise genetisch prädisponiert sein müssen. Interessant ist auch, dass es für die Gesundheit nahezu gleichbedeutend ist, ob jemand Alkohol in Maßen trinkt, sich körperlich bewegt oder reichlich Obst und Gemüse isst.

Mit Vollgas herzkrank

Auch die Umweltverschmutzung gilt heute als Gift für das Herz. Besonders im Visier der Epidemiologen: Feinstaub aus Dieselruß oder Katalysatoren. Diese Mini-Teilchen können Blutplättchen in den Adern aktivieren und das Blut zähflüssiger machen. Denn: Eingeatmete Rußpartikel aktivieren Zellen in der Lunge. Mit der Folge, dass das Immunsystem alarmiert ist und das Blut leichter verklumpt. Zudem setzen Schwebeteilchen aus Autoabgasen den Gefäßen zu, sodass sie unflexibel werden. Unter dem Einfluss von Großstadt-Gestank kann auch der Taktgeber des Herzens aus dem Rhythmus kommen. Das Herz schlägt dann schneller und allzu gleichmäßig. Weil das Immunsystem nicht auf so kleine Teilchen wie Dieselruß-Partikel geeicht ist, erkennen Killerzellen diese nicht als Eindringlinge und lassen sie gewähren. An Smog-Tagen kann sich so das Risiko für Myokard-Infarkte um 160 Prozent erhöhen. Raucher sind unter diesen Umständen sogar um 250 Prozent stärker infarktgefährdet als an abgasfreien Tagen. Sport sollten sich Raucher und Herzinfarkt-Patienten bei starker Luftverschmutzung also nicht zumuten.

Auch Lärm wird als Risikofaktor vor allem für Bluthochdruck diskutiert. In der WHI-Studie konnte im Februar 2007 ein relatives Risiko (siehe oben) bei Verkehrsbelastung für Herzinfarkt oder plötzlichen Herztod von 1,7 errechnet werden. Somit hat die Tatsache, dass jemand an einer viel befahrenen Straße lebt, aber auch in der Großstadt allgemein, einen größeren Einfluss auf das Risiko, am Herzen zu erkranken, als gesunde Ernährung oder Sport.

Kein Krebs, Diabetes, Bluthochdruck oder Schlaganfall durch fettreiche Kost

Nicht nur für das Herz galt Fett als Killer. Lange Jahre wurde Frauen Angst gemacht, dass eine fettreiche Ernährung etwa zu Brustkrebs führe. Der WHRF-Report zieht jedoch das Fazit: Für keine Fettart und keinen noch so hohen Fettverzehr gibt es irgendeinen Beweis, dass dies für erhöhte Krebsraten sorgt. Es gibt lediglich Hinweise darauf, dass ein allgemein hoher Fettverzehr das Risiko für Lungenkrebs und postmenopausalen Brustkrebs, dass tierisches Fett das Risiko für Dickdarmkrebs und Butter das Lungenkrebs-Risiko erhöht. Die Betonung liegt dabei auf dem Wort: Hinweise!

Die Verfasser der „Leitlinie Fett der DGE" kommen zu einem ähnlichen Ergebnis, was das Krebsrisiko angeht. Sie schreiben des Weiteren, dass weder der Fettanteil in der Nahrung noch die Art des konsumierten Fettes irgendeinen verlässlichen Einfluss auf den Blutdruck oder auf die Entstehung von Diabetes oder Schlaganfall nimmt. Selbst das Risiko, dick zu werden, erhöht sich mit einer fettreichen Ernährung auch nur möglicherweise.

Wenn Sie gesund sind, lassen Sie darum die entrahmten Joghurts, die fettarme Milch, die Margarine getrost im Supermarktregal liegen, essen Sie den Fettrand am Schinken mit, wenn Sie das mögen, kaufen Sie nicht nur Filets, sondern zum Beispiel auch Schulterstücke und Haxen (zu Innereien rate ich nicht, da diese heutzutage häufig schadstoffbelastet sind), haben Sie keine Angst vor Avocados und Nüssen, essen Sie einen Schweine- oder Gänsebraten mit Genuss. Und sparen Sie vor allen Dingen nicht am Salatöl.

7.

Unnützer Ballast

Wer die ersten Bioläden der 1970er Jahre mit ihren bröseligen, sparsam gesüßten Kuchen und dunkelbraun-holzigen Vollkornnudeln (Folternudeln) nicht kennt, der wird kaum verstehen, dass heutzutage viele Menschen die Nase ob Müsli & Co. rümpfen. Ich bin in dieser Hinsicht leidgeprüft und trotzdem ein echter Vollkornfan. Denn: Was die Vollkornbäcker in Deutschland heute leisten, ist wirklich kein Vergleich zu früher. Das ist ein Grund, häufiger zu Ballaststoffen zu greifen. Der Gesundheit wegen kann man das Müsli aber getrost im Regal stehen lassen.

Ballaststoffe können zwar theoretisch viel: Sie binden Gallensäure im Darm, sodass die Gallensäureproduktion aus Cholesterin angespornt wird und damit der Cholesterin-Spiegel absackt; sie binden Wasser, quellen so im Magen auf und machen satt; sie regulieren den Blutzuckerwert herunter und optimieren die Insulinwirkung; Dickdarmbakterien machen aus ihnen Stoffe, die Darmzellen vor dem Entarten schützen sollen.

Trotzdem erkranken Müsli-Fans genauso oft an Krebs und Herz-Kreislauf-Störungen wie Weißbrot-Liebhaber. Das liegt vermutlich daran, dass die Absenkung des Cholesterinspiegels mittels Ballaststoffen nicht in wirklich großem Maße erfolgt. Laut einer *Cochrane*-Studie von 2007 schützt Vollkornverzehr nur minimal vor Herzleiden. Es gibt wenig Studien, und diese wenigen Studien haben sich fast nur mit Haferflocken befasst. Zudem seien viele von der Industrie finanziert worden, so die *Cochrane*-Autoren.

Wie sieht es mit Krebs aus? Eine weitere *Cochrane*-Studie hat sämtliche Studien zu Müsli-Konsum und Dickdarmkrebs zusammengetragen. Das Ergebnis: Interventionsstudien in Industriestaaten, die über zwei Jahre liefen, konnten keinen Einfluss auf die Krebsraten nehmen. Diejenigen Frauen in der Nurses Health Study, die gerne und viele Ballaststoffe und damit mehr als 20 Gramm täglich zu sich nahmen, erkrankten im Mittel innerhalb von 16 Jahren genauso häufig an Darmkrebs wie Frauen, die sich als Vollkornmuffel (weniger als 10 Gramm täglich) herausstellten.

Auch das WCRF-Panel bestätigt: keine Evidenz für einen Zusammenhang zwischen Ballast und Dickdarmkrebs. Dafür führt eine Aflatoxin-Belastung im Getreide eindeutig zu Leberkrebs. Und diese Aflatoxine, die von einem Pilz (*Aspergillus flavus*) gebildet werden, dessen Anwesenheit man als schwarze Verfärbungen erkennt, kommen nur in der Außenschicht des Korns vor. Daher sind Weißmehlprodukte rückstandsfrei, während Vollkorn eindeutig höher belastet ist. Aflatoxine sind hochpotente Gifte, sie haben im Mittelalter viele Menschen das Leben gekostet. Trotzdem muss man sich deswegen nicht sorgen. Die Lagerung und Überwachung von Getreide ist heutzutage so ausgefeilt, dass ein Pilzbefall frühzeitig erkannt wird. Seit 1976 gibt es in Deutschland gesetzlich vorgeschriebene Höchstmengen.

Ernährungswissenschaftler wollen ihre Hoffnung in die Macht des Ballasts indes nicht aufgeben. Schließlich gebe es ja verschiedene Sorten; die löslichen, die in Obst und Gemüse (Pektin), aber auch in Hafer und Gerste (·-Glucane) zu finden sind, und die unlöslichen, die aus Roggen, Weizen, Mais, Hirse & Co. (Lignin) stammen. Man müsse hier weiter forschen, um die unterschiedlichen Wirkungen aufzudröseln. Die DGE legt uns allen, egal wie gut wir Müsli und Pumpernickel vertragen, weiterhin ans Herz, täglich 30 Gramm zu essen. Das ist allerdings nur schwer zu schaffen. Wir müssten dafür mehrere Scheiben Vollkornbrot, Trockenfrüchte und eine Portion Hülsenfrüchte (Linsen und Erbsen) vertilgen, nicht zu vergessen die fünf Portionen Obst und Gemüse. Täglich. Wegen dieser kaum erreichbaren Mengen halten einige Experten, etwa Herz-Ärzte, lediglich 20 Gramm Faserstoffe täglich für wünschenswert und ausreichend.

Dass es die unlöslichen Faserstoffe zu so viel Ruhm gebracht haben, verdanken wir Beobachtungen des britischen Tropenarztes Denis Burkitt aus den 1960er Jahren. Afrikanische, vorwiegend vegetarisch lebende Völker kannten praktisch keinen Diabetes-Typ 2, keine Herz-Kreislauf-Erkrankungen, keinen Dickdarmkrebs. Dafür aßen sie täglich Hirsebrei und Yam-Wurzeln.

Laut der Leitlinie für Diabetes sollen darum Diabetes-Patienten 40 Gramm Ballaststoffe am Tag zu sich zu nehmen, wenn möglich jeweils zur Hälfte aus Getreide bzw. aus Obst und Gemüse. Für gesunde Menschen gilt jedoch: Die Art der Ernährung ist nicht entscheidend dafür, ob der Blutzucker aus dem Lot gerät. Vielmehr spielt es eine Rolle, ob jemand zu viel Speck auf den Rippen hat (siehe Kapitel 9). Weil die Übergewichtsraten langsam steigen, wird darum auch der Altersdiabetes in der Bevölkerung zukünftig ein wenig zunehmen, vor allem in den Altersgruppen unter 50. Die wachsende Zahl der Menschen mit dieser Erkrankung hat aber auch damit zu tun, dass die Behandlung besser geworden ist und damit Diabetikern ein längeres Leben beschert. Die Zahl der Patienten, die an Diabetes sterben, ist sogar gesunken.

Immerhin 70 bis 90 Prozent der Diabeteserkrankungen gehen auf das Konto eines ungesunden Lebensstils, schätzen Diabetes-Experten. Steigt der Zuckerspiegel im Blut immer wieder rapide, verschlechtert sich die Aufnahme von Zucker etwa in die Muskelzellen, weil die Antennenmoleküle abstumpfen. Der Arzt spricht dann von einer Insulinresistenz, ein Vorbote von Diabetes, der mit einem chronisch erhöhten Blutzucker einhergeht.

In der Diabetes-Leitlinie wird darum empfohlen, den Bedarf an Kohlenhydraten, die 60 Prozent der Kalorien pro Tag ausmachen sollten, vorwiegend mit Lebensmitteln zu decken, die einen niedrigen glykämischen Index (GI) aufweisen. Dieser Index besagt, in welcher Stärke ein Lebensmittel den Blutzucker erhöht und wie stark damit die Insulinantwort ausfällt. Lebensmittel mit einem hohen GI von über 70 sind: Cornflakes, gebackene Kartoffeln, Jasmin-Reis, Weißbrot, Nudeln, Schokoriegel. Einen mittleren GI (56–69) bieten: Haushaltszucker, Croissants, Basmati-Reis. Eine Wohltat für den Blutzuckerspiegel seien demgemäß: fast alles Obst und Gemüse, Bohnen, Linsen, Vollkorngetreide, kurz: Ballaststoffreiches. Dafür spricht auch, dass die Diabetes-Raten in den USA parallel mit dem Einsatz von Maissirup, der Softdrinks süßt, anstiegen. Zudem verschwanden zeitgleich Ballaststoffe und Fett vom US-amerikanischen Speiseplan. Für eine wasserdichte Anklageschrift gegen die Zucker- und Pasta-Industrie reicht das allerdings nicht. Lediglich von Softdrinks wird einhellig abgeraten, da der Körper mit großen Mengen Zucker in flüssiger Form nicht umgehen kann.

Die Insulinresistenz ist in erster Linie einem Bewegungsmangel, nicht einer übermäßigen oder falschen Ernährung geschuldet, sagen andere Ärzte. Eine Stunde Sport täglich könnten dem Diabetes optimal vorbeugen – das Diabetesrisiko sogar halbieren. Die Erforschung von Bewegung und ihren Auswirkungen auf Blutzucker und Diabetes stehen allerdings noch am Anfang.

Die aktuellen Leitlinien werden von allen Seiten angezweifelt. Zumal die Erfolge einer Abspeck-Kur oder Ernährungsumstellung verschwindend gering sind. Teilweise nehmen Patienten während einer anti-diabetischen Therapie sogar zu. Wie das? Weil die Menschen sich nicht an Regeln halten, die ihnen nur gepredigt werden. Auf der anderen Seite ist die Verführung, eine Packung Chips leer zu essen, oftmals zu hoch. Besonders wenn dies als Belohnung taugt, die Nerven beruhigt (siehe Kapitel 9). Woran, wenn nicht daran? Laut einer weltweiten Studie plagen jeden zweiten Diabetiker Sorgen um sein Gewicht, und das so stark, dass die Lebensqualität erheblich eingeschränkt wird. Zumindest ist man in manch einer diabetischen Praxis so weit, dass man nicht nur über die unersättlichen und faulen Patienten jammert, sondern versucht, gemeinsam eine Ernährungsweise zu finden, die an die Lebensumstände angepasst ist. Diese soll nicht zu viele Einschränkungen einfordern, dafür aber trotzdem das Chaos im Zuckerstoffwechsel bremsen.

Für Gesunde gilt: Auch bei der Diabetes-Prävention lohnt sich ein Blick in die Verwandtschaft. Die erbliche Komponente spielt beim Altersdiabetes nämlich eine viel größere Rolle als etwa beim Diabetes Typ 1, bei dem insulinproduzierende Zellen den Geist aufgeben. Dafür spricht, dass vor allem die direkten Nachfahren der Ureinwohner Amerikas wie auch Inder besonders häufig an Diabetes Typ 2 erkranken.

Zudem spielt auch beim Diabetes die Psyche eine große Rolle. Die Reizüberflutung, der wir Menschen heute ausgesetzt sind, oder eine berufliche Überlastung können die Ursache sein, glauben Experten. Dann wird das Stresshormon Cortisol im Körper vermehrt ausgeschüttet, das überschüssiges Fett auf den Bauch lotst. Dieses Stammfett, wie die Mediziner es nennen, gilt als einer der wichtigsten Risikofaktoren für Diabetes. Auch Lärm und Schlafmangel führen laut neueren Studien zu einem erhöhten Blutzucker.

Brot ist ein Grundnahrungsmittel

Der *Homo sapiens* baut seit etwa 10000 Jahren Getreide an. Zuerst aß er Brei, später, mit der Erfindung von Backöfen, kam die Brot-Produktion in Schwung. Vor mehr als 5000 Jahren buken findige Ägypter das erste Brot mithilfe von Hefen. Während das Brotbacken in fast allen Kulturen erhalten blieb, findet man heute in Deutschland die größte Vielfalt an Brotsorten (600). Wobei uns Mischbrot, bestehend aus Weizen und Roggen, am besten mundet. Zu Unrecht ist das Brot in den letzten Jahren in Misskredit geraten. Meldungen wie „Brot macht blind" oder „Ernährung mit einem hohen glykämischen Index führt zu Brustkrebs" haben viele gesundheitsbewusste Verbraucher aufgeschreckt. Zudem könnte die allzu krosse Kruste Acrylamid und gefährliche Röstaromen beherbergen, das Innere, die Krume, soll, solange sie nicht aus ganzen Körnern besteht, den Blutzucker in die Höhe jagen. Brot gilt als Dickmacher.

An Brot ist jedoch nichts auszusetzen. Das Mischbrot ist ungefährlich für den Blutzucker und die vermeintlich giftige Kruste liefert unzählige Stoffe, die dem Körper durchaus zuträglich sind. Zum Beispiel bilden sich beim Backprozess, während der so genannten Maillard-Reaktion, Röststoffe. Der bleiche Teig wird dunkel, und es entsteht Pronyl-Lysin, das sogar krebshemmende Eigenschaften besitzen soll. Zudem regen die Aromen den Appetit an. Die mögliche Erklärung dafür: Weil sich in roher Kost oft Unverdauliches und Krankheitserreger verbargen, war das Erhitzen von Speisen ein evolutionsbiologischer Vorteil, der sich heute noch in unserem kollektiven Gedächtnis darin bemerkbar macht, dass wir den Geruch von frisch Gebackenem so positiv bewerten.

8.

Die Tücken von Schmalhans' Küche

Karge Kost gilt heute als wahres Wundermittel der Anti-Aging-Medizin, die zum Ziel hat, die biologische Alterung der Menschen hinauszuzögern. „Kalorienrestriktion" lautet die Formel für das gesunde Altern. Ein unfreiwilliger Versuch an der Bevölkerung Rotterdams im Zweiten Weltkrieg gab erste Hinweise. Damals herrschte eine quälende Hungersnot, weil die deutschen Besatzer eine Blockade der Lebensmittelzufuhr als Repressalie nutzten. Und tatsächlich erfreuten sich diejenigen, die das Inferno überlebten, später eines langen Lebens. Auch in Kuba sank während der Wirtschaftskrise 1999/2000 die Kalorienaufnahme der Kubaner von 3000 Kalorien auf 2000. Zudem musste die Bevölkerung häufiger auf den Bus verzichten, man ging zu Fuß oder nutzte das Fahrrad. Darum diagnostizierten kubanische Gesundheitswissenschaftler im Jahr 2006 weniger Todesfälle aufgrund von Diabetes, koronaren Herzerkrankungen und Krebs. In Japan halten sich die Einwohner der Insel Okinawa an das Gebot „Hara Hachi Bu", was so viel bedeutet wie: mit dem Essen aufhören, bevor man richtig satt ist. Okinawa ist die ärmste Region Japans. Die Menschen leben vom Fischfang und werden steinalt.

Das Phänomen Altern wird gerne am Fadenwurm *Caenorhabditis elegans* erforscht, der nur rund 30 Tage lebt. Bei ihm läuft das Altern im Zeitraffer ab. Man geht davon aus, dass die grundlegenden Mechanismen des Alterns für alle Tiere gleich und darum auf den Menschen übertragbar sind. Zahlreiche Studien mit *C. elegans* legen mittlerweile nahe, dass ständiges und leichtes Hungern lebensverlängernd wirkt. Weil etwa der Zuckerstoffwechsel nicht so sehr beansprucht wird. Wer wenig isst, der schüttet sparsam Insulin aus, was wiederum Insulinresistenz vorbeugt und verhindert, dass zu viel vom Wachstumsfaktor IGF in die Zellen gelangt. In Studien mit Hundertjährigen hat man wenig IGF im Innern der Zellen gefunden. Auch Fastenkuren reorganisieren das Insulin-System und sollen unter anderem für die niedrigen Herzinfarktraten der strenggläubigen Mormonen in der USA verantwortlich sein.

Zudem werden zwei Gene, SIRT3 und SIRT4, aktiv, wenn Nahrung knapp ist. Die Folge: Die Vitalität der Mitochondrien wird verbessert, und die Zelle lebt länger. Derselbe Prozess wird in Gang gesetzt, wenn der Mensch sich bewegt – aktive Menschen sollen zehn Jahre länger leben als träge. Aber auch das aus Trauben stammende Resveratrol stimuliert das Langlebigkeitsgen, während Tabakrauch es zerstört. Gleichzeitig sollen etwa Krebszellen durch gedrosselten Energienachschub absterben. Gesunden Zellen schadet der Nährstoffmangel weniger, sie arbeiten lediglich langsamer. Auch Entzündungsprozesse reduzieren sich beim Hungern, während Reparatursysteme gestärkt werden.

Bei Menschen, die unfreiwillig hungerten, und bei diäthaltenden Tieren ist die Beweislage eindeutig. Doch gilt das Gleiche für Menschen, die freiwillig ihre Portionen um ein Drittel kappen? Und gibt es Nebenwirkungen? Beides ist unklar. Erstens ist die Idee einer langfristigen Kalorienrestriktion schlichtweg für viele undenkbar. Hier ist eiserne Disziplin erforderlich. Forscher mit Bodenhaftung kritisieren darum den Ratschlag, der Gesundheit wegen weniger zu essen, solange sich nicht unsere Umwelt so verändert, dass Bescheidenheit möglich und von Vorteil ist.

Zudem gibt es auch Bedenken über negative Folgen. So haben die Frauen, die während des Zweiten Weltkriegs in Rotterdam lebten und schwanger waren, Kinder auf die Welt gebracht, die später dick und diabeteskrank waren. Und es werden Schäden für Skelett und Muskeln diskutiert, wenn etwa Proteine bei der Diät zu kurz kommen. Insgesamt besteht die Gefahr, dass einzelne Nährstoffe fehlen. Der Blutdruck könnte gefährlich tief sinken, das Kälteempfinden zunehmen, Wunden langsamer heilen. Was eine Kalorienrestriktion für die Psyche bedeutet, ist auch ungewiss. Bei Tieren wurde etwa ein Desinteresse an Sexualität beobachtet.

Hungern für die Erleuchtung

Frühlingszeit ist Fastenzeit. Und auch wenn zahlreiche Menschen heutzutage nicht mehr gläubig sind, so finden sich doch erstaunlich viele Anhänger der „entschlackenden" und „entgiftenden" Fastenkur – Fastenwanderung, Buchinger-Heilfasten, Saftfasten, Basenfasten oder die F. X.-Mayr-Kur. Während der normalen, vulgo: überreichlichen und falschen Ernährung sollen im Stoffwechsel „Schlacken" anfallen. Schlacken sind laut Fastenexperten „Eiweiße mit zu vielen Zuckerresten, die langsam abgebaut werden und den Stoffwechsel stark behindern können". Die veränderten Eiweiße legten das Bindegewebe des Körpers lahm, das als Informationsnetz dient, weil es mit Nervenenden verbunden ist. Während der Fastenzeit könnten in den Bindegeweben eingelagerte Mineralien und durch die bessere Sauerstoffzufuhr in den Zellen abgelagerte Stoffwechselprodukte freigesetzt werden und damit eine Reinigung stattfinden. Auch wenn dies medizinisch umstritten ist, so wird fastenden Gemeinschaften wie den oben erwähnten Mormonen ein gesünderes Leben bescheinigt.

Mir geht hier die Wortwahl gegen den Strich. „Schlacken", das klingt nach Industrie, nach etwas, das mir den Darm zukleistert. Schuld daran ist natürlich der Feind auf meinem Teller – Gänsebraten, Käsefondue und Plätzchen.

Mein Großvater machte einmal jährlich eine F. X.-Mayr-Kur, bei der er lediglich trockene Brötchen essen durfte (gut kauen!) und sehr schlecht gelaunt war. Er nahm auch ein paar Kilos ab, die er sich jedoch danach mit Presssack und Hühncheneintopf wieder anfutterte. Er starb mit 61 Jahren an Leberkrebs. Zu viel sollte man sich also auch vom regelmäßigen Fasten nicht erwarten.

Viel wichtiger scheint mir beim Fasten die geistige Reinigung. Viele Menschen werden nämlich durchs Fasten feinfühliger und können auch das Essen wieder mehr genießen. Laut Studien verbessert Nahrungsabstinenz die Empfindsamkeit der Geschmacksnerven und damit die Genussfähigkeit. Aus Tierversuchen ist zudem bekannt, dass es bei Nahrungsmangel zu einer erhöhten Tryptophanverfügbarkeit im Gehirn kommt, mit der Folge, dass vermehrt Serotonin produziert und ausgeschüttet wird. Das heißt im Klartext: Fasten ist eine Art natürliches Antidepressivum. Viele Menschen berichten während des Fastens auch von Euphorie und Gefühlen der Transzendenz. Entscheidend ist dabei jedoch, dass der Mensch freiwillig nichts isst, also keinen Hunger verspürt. Wenn dem nicht so ist, laufen im Gehirn nämlich gänzlich andere Prozesse ab. Es kommt zu einer Veränderung der Verarbeitungsmechanismen im ZNS. Die Folge: fokussierte Aufmerksamkeit, erhöhte Aggressivität, motorische Unruhe, erhöhter Stress. Entscheidend für das Wohlergehen des Körpers ist hier also nicht der „Nahrungsmangel", sondern die Freiwilligkeit.

9.

Übergewicht als Fehler im System

Häufig kann man in der immer wieder aufflackernden Debatte lesen, dass die Ursachen von Übergewicht ein Überangebot an Nahrungsmitteln auf der einen und Bewegungsarmut auf der anderen Seite sind. Was soll das? Das sind doch nicht die Ursachen von Übergewicht! Warum essen denn einige Menschen anscheinend zu viel und warum bewegen sich die Menschen heute nur noch so wenig? Ganz vernachlässigt wird dabei auch, dass Gene, Stress, psychische Faktoren, wenig Schlaf und womöglich auch Pestizide mitverantwortlich dafür sind, dass heute häufiger als früher moppelige Patienten in der Arztpraxis erscheinen. Zudem wird suggeriert, dass es ganz einfach sei, dem Übergewicht zu Leibe zu rücken. Nämlich indem man sich beim Essen beherrscht und sich eben mehr bewegt. Aber beides ist für zahlreiche Menschen alles andere als einfach. Lediglich jeder zehnte bis zwanzigste Abnehmwillige schafft es, langfristig sein Gewicht zu reduzieren, also seinen inneren Schweinehund endgültig zu bezwingen. Wer begreift, dass Übergewicht multikausal ist und auch nicht jede Art von Leibesfülle krank macht, der wird die Debatte gelassener sehen und auch nicht Ad-hoc-Maßnahmen einfordern, die womöglich alles nur noch schlimmer machen.

Wenn man jedoch die Berichterstattung in den Medien verfolgt und auch einige Experten anhört, könnte einem tatsächlich bange werden. Dort ist von „Epidemie" die Rede, von „unzähligen Todesfällen verursacht durch zu viel Körperfett", von „horrenden Kosten für das Gesundheitssystem", gar von „Killer-Fett". Als Beweis dient ein Blick in den Fernseher, wo

Dokumentationen über die vielen übergewichtigen Kinder zu sehen sind, die sich in einer Kur mühsam ein paar Pfunde herunterhungern, die sie kurze Zeit später, zurück im elterlichen Heim, wieder drauf haben. 85 Prozent der Deutschen glauben, dass Übergewicht selbstverschuldet ist. So wird der rundliche Mensch zum „Sozialschwein" abgestempelt und aufgefordert, er solle sich gefälligst nicht ständig mit Süßem und Fettem vollstopfen. Studien belegen jedoch, dass sich dünne und dicke Zeitgenossen gar nicht so unterschiedlich ernähren, vor allem, wenn man den Kaloriengehalt der Nahrung betrachtet.

Die Übergewichts-Zahlen steigen langsam

Zuerst sollte man sich die Übergewichts-Zahlen für Deutschland einmal genauer ansehen. Tatsache ist, dass die Übergewichtsraten LANGSAM ansteigen. Als Maß für zu viele oder zu wenige Pfunde verwenden Wissenschaftler den Body-Mass-Index (BMI). Wie Sie weiter unten erfahren werden, ist der BMI zwar untauglich, um zu erforschen, wie krank Dickleibigkeit macht. Trotzdem lassen sich Trends in der Bevölkerung damit erkennen. Menschen mit einem BMI von mehr als 30 gelten als adipös oder fettsüchtig. Der BMI errechnet sich aus dem Gewicht, dividiert durch die ins Quadrat gesetzte Körpergröße in Metern. Ein BMI von 18,5 bis 24,9 gilt als ideal, als Normalgewicht. Einen Wert von 25 bis 29,9 definieren Mediziner als leichtes Übergewicht. Hierzulande haben laut der Nationalen Verzehrstudie zwei Drittel der Männer und jede zweite Frau Übergewicht. Jeder Fünfte ist adipös. Einige Studien gehen jedoch von weniger aus. Seit den 1980er Jahren beobachten Gesundheitswissenschaftler einen Anstieg, allerdings nicht in allen Altersgruppen. So wiegen die 30- bis 60-Jährigen heute weniger als noch vor zehn Jahren.

Bei Kindern verläuft die Einteilung etwas anders, da sie sich in der Entwicklung befinden und man daher starre Grenzwerte ablehnt. Kinderärzte verwenden so genannte „Perzentilen", die sich nach dem Alter und auch nach der Ethnie des Kindes richten. Eltern kennen dies aus dem gelben Kinder-Untersuchungsheft, das ihnen bei der Geburt mitgegeben wird. Wenn ein 6-jähriges Kind mit seinem Gewicht oberhalb des 97. Perzentils liegt, gilt es als adipös. Konkret bedeutet das, dass nur 3 Prozent der anderen Sechsjährigen noch mehr wiegen, während 97 Prozent leichter sind. Kinder oberhalb des 90. Perzentils gelten als übergewichtig. Demnach sind heute laut der aktuellen Gesundheitsberichterstattung des Robert-Koch-Instituts 15 Prozent der Kinder und Jugendlichen übergewichtig, wobei das Gewicht überproportional mit dem Alter zunimmt. Es ist also etwa jedes sechste Kind betroffen, nicht jedoch, wie gerne auch behauptet wird, jedes dritte oder vierte. Adipös sind heute 6,3 Prozent. Verglichen mit Zahlen aus den 80er und 90er Jahren zeigt sich, dass sich die Zahl der Moppel-Kinder von 7,5 Prozent etwa verdoppelt hat, während die Adipositasrate um das Dreifache gestiegen ist. Das klingt nach viel, aber bei so kleinen Prozentzahlen verzerrt es die Realität. Einige Studien etwa aus Bayern, Brandenburg und aus Dortmund beweisen sogar das Gegenteil: Die Zahl der molligen Kinder ist dort heute nicht höher als in den vergangenen Jahren.

Von rasant steigenden Zahlen kann auf jeden Fall keine Rede sein. Dass Deutschland wie die USA überfettet, ist also Unfug – und reine Panikmache. Doch dieser Alarmismus ist schädlich. Je häufiger in den Medien von den dicken Kindern gesprochen wird, desto mehr achten sie auf ihre Linie. Eine ganze Generation wird derzeit regelrecht traumatisiert. Und das ist nicht nur die Meinung vom klugen Lieschen Müller. Auch Wissenschaftler bestätigen dies: „Die Dramatisierung der Übergewichtsthematik führt zu einer in psychosomatischer Hinsicht problematischen Verstetigung von Schlankheitsidealen insbesondere bei

Mädchen und jungen Frauen", warnt etwa der Bremer Soziologe Friedrich Schorb in seinem Buch „Kreuzzug gegen Fette". Schuld sind also nicht nur die Mager-Models und die Mode-Industrie, wie das immer wieder gerne behauptet wird.

Panikmache mit Folgen

Wer durch die alltägliche Warnung vor Übergewicht nicht in die Magersucht oder Bulimie schlittert, wie das 10 Prozent der Mädchen tun, der erlernt so zumindest eine gestörte Essweise. Laut der DONALD-Studie zügelt sich jedes dritte Kind zwischen 11 und 17 Jahren beim Essen. Zahlreiche Diäten werden dann ausprobiert – doch der Jojo-Effekt treibt die Pfunde schnell wieder auf Bauch und Hüften. Häufig wiegen die KandidatInnen sogar nach einer Abmagerungskur noch mehr als vorher und schaukeln sich so über die Jahre in immer höhere Gewichtsklassen – die Wissenschaft spricht vom „weight cycling". Dass dies allerdings viel schädlicher für das Wohlbefinden ist als ein gehaltenes Gewicht, darauf weisen einige Studien hin. Weight Cycler leiden häufiger an Bluthochdruck, Herzkrankheiten, Gallensteinen, Gebärmutter- und Nierenzellkrebs sowie Osteoporose als Menschen, die ihr Gewicht stabil halten. Ingesamt gesehen sterben Weight Cycler früher als andere Menschen.

Der Jojo-Effekt setzt auch dem Selbstwertgefühl erheblich zu. „Ich bin schuld", „ich bin hilflos", „ich habe versagt" – so lauten die Selbstvorwürfe. Das Körperbild ändert sich innerhalb von Wochen oder Monaten. Vor allem Frauen fühlen sich dadurch weniger attraktiv. Zudem bleiben Gewichtsschwankungen, also das „Unvermögen", seine Körpermaße zu kontrollieren, der Umwelt ja nicht verborgen. Die Mitmenschen reagieren mit schiefen Blicken oder dummen Kommentaren – denn in unserer Zeit, in der wir uns stark selbst kontrollieren in all unserem Tun, Soziologen sprechen von Affektkontrolle, wird solch ein ausschweifendes Verhalten geächtet. Vielleicht sollte man sich saloppe Sprüche über die Figur anderer Menschen einfach verkneifen, auch die übermäßig positiven Reaktionen auf Gewichtsverluste. Denn sie verstärken die negativen Gefühle in der Phase, in der die Pfunde wiederkehren. Denn: Wer Gewichtsabnahme „so toll" findet, der wird bei den kleinsten Speckröllchen schon die Nase rümpfen.

Die aktuelle psychologische Forschung zeigt, dass die Stigmatisierung Übergewichtiger weit fortgeschritten ist. Laut einer US-Studie würde jeder zweite Befragte lieber ein Jahr kürzer leben, ein Drittel wäre lieber geschieden, vier Prozent lieber blind, als dick zu sein. Das Lebensgefühl übergewichtiger Kinder ist vergleichbar mit dem von krebskranken. Viele Menschen schreiben sogar Normalgewichtigen die Attribute „unattraktiv, dumm und faul" zu, wenn diese sich mit Dicken in der Öffentlichkeit zeigen. Auch in den Köpfen von Kindern und Jugendlichen haben sich mittlerweile solche Vorurteile fest verankert. Adipöse Kinder werden im Vergleich zu normalgewichtigen und gehbehinderten Kindern als am wenigsten sympathisch bewertet und am seltensten als Spielkameraden ausgesucht.

Dickbauch-Indianer und Engelshüften

Wer nicht aus ästhetischen, sondern aus gesundheitlichen Gründen zum Abnehmen drängt, ist auch nicht unbedingt auf der sicheren Seite. Denn Leibesfülle ist gar nicht so schädlich, wie viele das annehmen. Vor allem kann man nicht von „Übergewichtigen" als einer Gruppe sprechen. Es gibt (einige wenige) selbstbewusste dicke Genießer, es gibt die Binge-Eater, die in Essattacken ganze Kühlschränke leeren, es gibt fitte Fette und schlappe Schlanke, es gibt die Bierbäuche und Engelshüften, die Reiterhosen-Oberschenkel inklusive Zellulitis und die Rettungsringe, das Doppelkinn und die wogenden Brüste – für die Gesundheit ist von Bedeutung, *wo* das Fett sitzt. Der BMI, der seit Jahrzehnten in Adipositas-Studien Anwendung findet, wird daher von zahlreichen Experten heute regelrecht verflucht. Denn er besagt nichts über Apfel- und Birnen-Typen. Aber nur das Bauchfett oder Stammfett des Apfel-Typen ist gefährlich, während schmale Taillen, üppige Schenkel und Hintern irrelevant sind. Diese unterschiedlich lokalisierten Fettansammlungen misst man über den Taillenumfang oder über das Verhältnis von Taillen- zu Hüftumfang (waist-to-hip-ratio, WHR). So gilt laut der Leitlinie der Deutschen Adipositasgesellschaft ein Bauchumfang von mehr als 88 Zentimetern bei Frauen und von mehr als 102 bei Männern als „abdominelle Adipositas". Ein erhöhtes Gesundheitsrisiko besteht für Frauen ab 0,85 WHR und für Männer ab 1,0 WHR. In Deutschland weisen nur wenige junge Erwachsene einen ungünstigen WHR auf, während jeder zweite bis dritte Senior zu viel Bauchspeck hat. Allerdings fehlen bislang noch aussagekräftige Studien zu Taillenumfang und Mortalität, weil das Stammfett meist in den großen Studien nicht gemessen wurde.

Was geschieht nun im Körper, wenn sich das Fett am Bauch (intraabdominal) ansammelt? Lange Jahre haben Forscher Fettgewebe nur als passive, unnütze Depots angesehen, bis Anfang der 90er Jahre Gökhan Hotamisligil an der Bostoner Harvard Medical School eine erstaunliche Entdeckung machte: Die Fettzellen adipöser Mäuse produzieren TNF-alpha, einen Entzündungsfaktor, der vor allem bei Autoimmunerkrankungen als Brandstifter gilt. Als dann 1995 das Satthormon Leptin und seine Funktion erforscht wurde, war allen klar, dass man das Potenzial von Fettgewebe gründlich unterschätzt hatte. Heute sind mehr als zehn Stoffe bekannt, die von Adipozyten ins Blut gepumpt werden. Zellen im Bauchfett produzieren zum Beispiel ein Protein, das die Insulin-Rezeptoren auf Muskel- und Leberzellen blockiert und so eine Insulinresistenz auslöst. Auch Entzündungsfaktoren wie Interleukin-6 und TNF-alpha wird von diesen Stamm-Fettzellen ausgesendet. Sie verschlimmern eine Insulinresistenz, bei der Zucker nicht mehr in ausreichendem Maße in die Zellen geschaufelt wird, dafür aber im Blut zirkuliert und den Gefäßen zusetzt. Solange der Insulinspiegel hoch ist, machen die Fettzellen ihre Schotten dicht, Fettabbau – sprich: Abnehmen – wird so verhindert. Makrophagen, eine Gruppe der Immunzellen, wandern schließlich in die Zellen ein und fachen die Entzündung an. Seit neuestem unterscheiden Diätexperten auch „böse dicke" von „dünnen guten" Fettzellen. Schlanke Zellen, die nicht vollgestopft sind mit Triglyzeriden, der Speicherform von Fettsäuren, sind in der Lage, gesundheitsfördernde Stoffe abzusondern, etwa das Hormon Adiponectin, das eine Insulinresistenz verbessert.

Fitte Fette

Der BMI ist auch deswegen unbrauchbar, weil er die Muskelmasse nicht berücksichtigt. Ein Bodybuilder rutscht gerne in die Kategorie „Übergewicht", obwohl er kaum ein Gramm Fett auf den Rippen hat. Die sportlichen Menschen finden sich also auch in den Studien, die aufdecken sollen, wie krank das Körperfett macht. Denn solche Unterschiede sind zwar beim Bodybuilder sichtbar, bei einigen „kräftigen" Typen jedoch nicht.

Eine Studie der University of South Carolina beweist: Gute Fitness kann einen hohen BMI, ja sogar ein Polster am Bauch ausgleichen. Die US-Forscher haben über zwölf Jahre bei 2600 60-Jährigen Fitness und Körperfett gemessen. Adipöse, die sportlich fit waren, hatten eine geringere Sterblichkeitsrate als schlanke und normalgewichtige Sportmuffel. Das galt sogar auch für aktive Menschen mit einer abdominellen Adipositas. Ebenso hat die Frankfurter Berufsschulstudie herausgefunden: Insulinresistenz und damit einhergehende Gefäßveränderungen kommen nicht nur bei übergewichtigen jungen Menschen vor, sondern vor allem bei weiblichen, bewegungsarmen Raucherinnen. „Vielleicht ist gar nicht die Fettmasse, sondern die Muskelmasse entscheidend für unsere Gesundheit", meint etwa Heiner Boeing, Epidemiologe am Deutschen Institut für Ernährungsforschung. Erste Theorien, warum Sport schädliche Stoffwechselprozesse kompensieren kann, gibt es bereits: Muskeln bilden, ähnlich wie Fettdepots, hormonähnliche Stoffe. Wer ein lockeres Lauftraining absolviert, hält seine Muskelzellen dazu an, Interleukin-6 ins Blut zu manövrieren. Dieser Stoff ist Wissenschaftlern zwar bislang nur als Entzündungsmarker bekannt. Stammt er jedoch aus den Muskeln, kehrt sich sein Potenzial vom Bösewicht zum Heilsbringer. Er blockiert nämlich seinerseits TNF-alpha, den Stoff, der für die Insulinresistenz bei einigen Übergewichtigen verantwortlich ist.

Ein Dicker ist nicht unbedingt krank

Weil der BMI bislang für mehr Verwirrung als Aufklärung sorgte, widersprechen sich die Ärzte erheblich, wenn es darum geht, mit welchen gesundheitlichen Folgen beleibte Menschen rechnen müssen. Der eine ist – vielleicht aufgrund eigener Studien – überzeugt, dass Leibesfülle lediglich Diabetes fördere, nicht aber unbedingt zu Krebs, Herzinfarkt oder Rheuma führe. Der andere meint: Krebs wird mit großer Evidenz durch dicke Bäuche begünstigt, während man das Risiko für Herzkrankheiten überschätzt hat. Wieder andere sehen vor allem bei Übergewicht und Herzkrankheiten eine eindeutige Verbindung.

Bedenklich werden zu viele Pfunde aber meist erst, wenn sich ein hoher Blutdruck oder hohe Cholesterinwerte dazugesellen. Das ist aber bei vielen Menschen gar nicht der Fall. In einer schwedischen Bevölkerungsstudie mit 50 000 Teilnehmern deckte die angehende Ärztin Susanna Calling auf, dass bei 16 Prozent der Menschen mit einem BMI von über 30 Risikofaktoren fehlen, diese also zu den gesunden Dicken zählen. Bei einem BMI von unter 30 findet man wesentlich häufiger gute Blutwerte als schlechte. In einer deutschen Studie (Oktober 2007) mit 53 000 Patienten, die einen Rettungsring um den Bauch tragen, fand man heraus: 71 Prozent, also auch hier nicht alle, haben einen Diabetes, drei von vier haben ungünstige Fettwerte im Blut, bei jedem Dritten messen Ärzte beide Risikofaktoren.

Ein BMI von 25 bis 30 gilt daher einigen Wissenschaftlern als Idealgewicht, weil die leicht übergewichtigen Menschen laut Studien am gesündesten sind und am längsten leben. Trotzdem behauptet etwa die DGE pauschalisierend auf ihren Internetseiten, Übergewicht vermindere die Lebenserwartung um 3 bis 7 Jahre.

Auch laut WHO erkranken Übergewichtige häufiger als Normalgewichtige:

- mehr als dreimal häufiger: Diabetes, Fettstoffwechselstörungen (Dyslipidämien), Insulinresistenz, Gallenblasenkrankheiten, Atemnot, Schlafapnoe
- zwei- bis dreimal häufiger: Koronarerkrankungen, Bluthochdruck, Arthritis im Knie, Gicht
- ein- bis zweimal häufiger: Krebs, polyzystisches Ovarialsyndrom, Störungen der Geschlechtshormone, verminderte Fruchtbarkeit und Kreuzschmerzen, Geburts- und Narkose-Komplikationen

Krebs ist Schicksal.
Ein dicker Bauch ist manchmal mitschuldig

Für die Entwicklung von Krebs scheint Essen als solches, abgesehen von alkoholischen Getränken, überhaupt nur eine geringe Rolle zu spielen. Nicht Fette, nicht Fleisch, nicht zu wenig Obst und Gemüse – lediglich ein Zuviel auf den Rippen bleibt den Krebsforschern als möglicherweise durch die Ernährung beeinflussbares Risiko, und das gilt auch nur eingeschränkt für einige wenige Krebsarten, räumte ein Expertenbericht der WHO bereits 2003 ein. Insgesamt gehen einige Forscher heute davon aus, dass nicht fast jeder dritte, wie man lange glaubte, sondern nur jeder zehnte bis zwanzigste Krebsfall auf schlechte Ernährungsweisen inklusive Übergewicht insgesamt zurückzuführen ist. So sollen laut einer Schätzung aus dem Jahre 2001 europaweit lediglich 3,4 Prozent der Krebserkrankungen bei Männern und 6,4 Prozent der Frauen auf das Konto von Dickleibigkeit gehen. In Lehrbüchern kursieren derweil angstmachende Behauptungen wie: Adipöse Menschen haben im Vergleich zu normalgewichtigen ein 1,5 bis 3,5fach erhöhtes Risiko an Dickdarm-, Brust-, Gebärmutter- und Nierenkrebs zu erkranken.

Was hier warum krank macht, ist bislang noch reine Spekulation. Die Hypothese lautet: Je mehr Fettzellen es gibt, desto höher steigt etwa der Östrogen-Spiegel im Blut, weil Fettzellen auch in der Lage sind, diese Stoffe zu bilden. Außerdem erhöht sich der IGF (*insulinlike growth factor*), ein Wachstumsfaktor, der wie die Hormone Östrogen und Testosteron an verschiedenen Zellen andockt und dort zu vermehrtem Zellwachstum und -tod führt. Auch Entzündungsstoffe könnten direkt am Wachsen von Tumoren beteiligt sein. Allerdings gibt es auch hier erste Hinweise, dass nur ein dicker Bauch und auch nur einer, der nach den Wechseljahren auftaucht, zu Buche schlägt, nicht aber das Unterhautfettgewebe oder die Polster an Po und Hüften. Erste Ergebnisse der EPIC-Studie zeigten, dass Frauen mit einem ungünstigen WHR von mehr als 0,85 häufiger an Dickdarmkrebs erkrankten als Frauen mit hohem BMI. Gleiches gilt für das Pankreaskarzinom, den Krebs der Bauchspeicheldrüse. Übergewicht in jungen Jahren könnte dagegen vor Brustkrebs schützen. Ähnliches gilt für Osteoporose. Übergewichtige erkranken seltener an der Knochenkrankheit.

Unheilvolles Abnehmen

Umgekehrt gelingt es Forschern nicht, Abspecken als eindeutige Gesundheitsgarantie zu etablieren. Zwar verbesserten sich in den meisten Studien die Blutwerte, wenn ein paar Pfunde weggehungert wurden, allerdings kann Abnehmen auch negative Wirkungen zeitigen: So hat eine finnische Studie im Jahr 2005 gezeigt, dass Abnehmen sogar zu einem Verlust an Lebensjahren führen kann. Die 3000 Probanden hatten innerhalb von 18 Jahren einige Kilos gelassen. Nach erfolgreicher Diät war ihr Sterberisiko fast doppelt so hoch wie bei Teilnehmern mit stetem Übergewicht. Am längsten lebten diejenigen, die ihr Gewicht stabil hielten. Wie das?

Erstens weiß ein Diät-Forscher nicht, ob die Menschen freiwillig mit einer Diät abnehmen oder unfreiwillig während stressigen Lebensphasen oder einer schweren Krankheit. Zweitens geht aus den meisten Studien nicht hervor, ob es sich um eine Crash-Diät handelt oder um eine langsame Gewichtsabnahme. In der finnischen Diät könnte es zum Beispiel sein, dass die Abnehmwilligen im Hauruck-Verfahren ihre Pfunde verloren haben. Mit diesen Pfunden schwindet dann aber nicht unbedingt das unleidige Bauchfett, sondern Fett unter der Haut oder gar Muskelmasse.

Dass Fettdepots im Gegensatz dazu sogar lebensrettend sein können, darauf verweisen in letzter Zeit Altersforscher. Krankheiten wie Herzinsuffizienz, Herzinfarkt, Krebs und Aids überstehen jene Menschen besser, die sich viele Reserven angefuttert haben, und dies sogar, wenn sie zu den Fettsüchtigen gehören. Verliert ein Patient Gewicht, ist das für den Altersmediziner immer ein schlechtes Zeichen. Möglicherweise bessert sich zwar damit ein hoher Blutdruck oder ein Diabetes, aber ein betagter Mensch nimmt in viel stärkerem Maße Muskelmasse ab als ein junger. Die Gefahr für Knochenbrüche steigt damit. Und das ist fatal, denn von schweren Brüchen, etwa am Oberschenkelhals, erholen sich die Patienten nicht mehr, jeder zweite Betroffene stirbt innerhalb der folgenden sechs Monate. Auch die Mitochondrien, die Zellkraftwerke in den Muskeln, funktionieren nicht mehr, Bluteiweiße (wichtig für den pH-Wert des Blutes, das Immunsystem, den O_2-Transport etc.) sinken, Entzündungsfaktoren steigen an – all das werten Experten als unheilvolle, pathologische Entwicklung und empfehlen daher alten Menschen eine eiweißreiche Ernährung sowie Bewegung und soziale Kontakte (beides steigert den Appetit).

„Der gedankliche Automatismus, Übergewicht und Adipositas immer mit erhöhter Krankheitsanfälligkeit und verkürzter Lebenserwartung zu verknüpfen, muss überwunden werden", resümiert Christoph Klotter in seinem Buch „Einführung in die Ernährungspsychologie".

Dass Übergewicht heute etwas häufiger vorkommt als früher, ist zum Großteil gar nicht über die moderne Ernährungsweise zu erklären, und das erkennen auch immer mehr Gesundheitsexperten. Denn Limonaden- und Fast-Food-Konsum bei Kindern konnte bislang nicht eindeutig mit dem Auftreten von Übergewicht verknüpft werden. Das heißt: Es gibt Studien, die das belegen, und andere, die konträre Ergebnisse liefern. Das Expertenpanel der WCRF resümiert derweil: Leibesfülle wird wahrscheinlich durch energiearme Lebensmittel und Stillen vorgebeugt, während es durch energiereiche Lebensmittel, zuckerhaltige Getränke und Fast Food wahrscheinlich begünstigt wird. Die Evidenz ist also nicht gesichert. Zudem haben etwa die US-Amerikaner in den letzten 25 Jahren ihren Fettverzehr heruntergeschraubt. Weil es ihnen ständig in Gesundheitskampagnen, in der Arztpraxis und in den Medien so vorgebetet wurde. Das Resultat? Die Übergewichtsraten steigen trotzdem.

Mit dem erhobenen Zeigefinger
in die Epidemie

Auch hierzulande stellt sich die Frage, wie man verhindern kann, dass die Übergewichtsraten steigen. Schließlich richten viele Pfunde beim Nachwuchs mehr an als bei Erwachsenen, wird gemeinhin argumentiert. Kinderärzte berichten von Diabetes Typ 2, Bluthochdruck und Fettlebern. Welche Gesundheitsschäden genau einem von Kindheit an adipösen Menschen blühen, ist aber bislang noch reine Spekulation. Auch die Grenzwerte für kindliches Übergewicht basieren nicht auf empirischen Daten. Das heißt, es gibt keine Langzeitstudien, die tatsächlich belegen, ab wann es für das betroffene Kind gefährlich wird. Trotzdem sind Experten hektisch auf der Suche nach Gegenmaßnahmen.

Derzeit im Gespräch ist etwa Ernährungserziehung. Das ist Unsinn. Die Kinder wissen, was gesund ist. Eine Studie der Universität Kiel hat gezeigt, dass einige Kinder nach dem Unterricht zwar tatsächlich mehr über Inhaltsstoffe und deren Schädlichkeit herunterbeten konnten, allerdings nahmen einige der kleinen Studienteilnehmer zu, während andere gefährlich abnahmen. Bevor man also Ernährungserziehung fordert, muss man sich fragen, welche Konzepte sinnvoll sind, etwa welche Sprache man verwendet, um auch an Kinder aus prekären Verhältnissen heranzukommen. Einige Forscher fordern daher nicht Wissensvermittlung, sondern gemeinsames Kochen – hier lassen sich auch spielerisch Mathematik, Physik und Chemie lernen – und Geschmacksschulung. Allerdings gilt zu bedenken, dass Kinder vor allem das zu essen lernen, was ihnen ihre Eltern und später die Peer-Group vorleben. Inwieweit man gegen diese Prägung in Schule und Kindergarten anarbeiten kann, stellen viele Soziologen in Frage.

Gesundes Essen in der Schulkantine: Hier gibt es große Möglichkeiten, zumal man häufig auch Kinder aus sozial schwachen Milieus erreicht. Dass die Kinder eine „gesunde Kantine" dann auch tatsächlich nutzen, dafür ist vor allem die Atmosphäre beim Essen bestimmend. Es muss sauber zugehen, die Räume müssen hell sein. Auch Lehrer sollten sich hier gemütlich einfinden. Schließlich dienen sie als Vorbild. Zudem muss sichergestellt werden, dass sich die Food-Industrie nicht mit Sponsoring in die Schulen hineindrängt, wie es in Großbritannien vielerorts geschehen ist.

Das Verbieten von Werbung ist ebenso eine gute Idee. Schließlich lassen sich viele Menschen von externen „Verstärkern" leiten. Wenn in der Glotze Kinder Chips knuspern oder um Schokoriegel zanken, weckt das den Appetit der kleinen Zuschauer. 60 Prozent der Werbesendungen drehen sich ums Activia, Fruchtzwerge & Co. Dieser „dickmachenden" (*obesogenic*) Umwelt ist Einhalt zu gebieten. Dazu zählt auch, dass Süßigkeiten und Knabbereien nicht in Großpackungen angeboten werden sollten. Schließlich hört der Mensch nicht mit dem Essen auf, bevor die Tüte leer ist. Da hilft keinerlei Ernährungserziehung, kein Appell an die Mündigkeit und Eigenverantwortlichkeit des Konsumenten. Unser evolutionäres Programm eicht uns darauf, bei energiehaltiger Nahrung zuzugreifen. Konsequenterweise müsste dann aber auch der Einsatz von appetitanregenden „Düften" in Geschäften verboten werden. Vanille-Aroma oder der Geruch frisch gebackener Pizza verleitet viele Menschen dazu, ohne Hunger zu essen.

Die so genannte Ampelkennzeichnung ist auf den ersten Blick auch eine gute Sache. Sie wird von Verbraucherverbänden gefordert, während sich die Industrie vehement dagegen sträubt. Doch es gibt erste Studien, die zur Bedachtsamkeit gemahnen: Kinder essen mehr von „roten" Snacks, wenn sie vorher erfahren haben, dass sie diese Produkte nicht essen sollen, hat eine niederländische Studie, die 2007 in der Zeitschrift „Appetite" veröffentlicht wurde, belegt. Möglicherweise steigert eine Negativ-Information die Attraktivität von Lebensmitteln. Es lohnt sich auch ein Blick nach Großbritannien, wo die Handelskette TESCO eine Kennzeichnung eingeführt hat, die auf dem Produkt auf Salz und Fett hinweist. Die Verbraucher kauften nach Einführung dieser Kennzeichnung zunächst zwar deutlich weniger salz- und fettreiche Lebensmittel. Bei Chips & Co. hat dieser Trend aber nicht lange angehalten, der Umsatz von fettreichen Produkten hat derweil zugenommen. Fett wird eben heutzutage mit „schmackhaft" assoziiert, eine Folge der jahrelangen Ächtung fettreicher Lebensmittel. Auf der einen Seite wird Milch im modernen Molkereibetrieb fast komplett entrahmt; um diesen Verlust an Geschmack wieder zu kompensieren, nimmt der Verbraucher Fett in Form von Transfettsäuren aus Chips oder als Sahnepulver im Eis auf – verkehrte Welt.

In der Ampelkennzeichnung tritt zudem zutage, dass wir in einer essgestörten Gesellschaft leben. Denn vor allem Menschen mit unnormalem Ernährungsverhalten teilen Lebensmittel auf in sehr gute, also gesunde Schlankmacher und sehr ungesunde, schlechte Dickmacher. Sie gehen kognitiv und restriktiv ans Essen heran, zählen Kalorien, Fettaugen oder Obstportionen, vertilgen selten das, wonach ihnen gerade der Sinn steht. Die roten, grünen und gelben Smileys auf unseren Viktualien würden diese Denkweise öffentlich zementieren.

Bei all dem Geforderten muss also eine Effizienzforschung dafür sorgen, dass Nutzen oder Risiken solcher Vorgehensweise regelmäßig erfasst werden. Gerade von Politikern wird aber eine solche Evaluation selten in Auftrag gegeben. Stimmen bekommt man auch schon mit einem mit heißer Nadel gestrickten und medial wirksamen Aktionsplan.

Sport ist nicht Mord

Auf die Frage nach dem Geheimnis seines hohen Alters (er starb mit 91 Jahren) antwortete der beleibte Sir Winston Churchill einem Reporter: *„No sports, but whisky."* Dieses Zitat wird gerne von Fitness-Muffeln angeführt. Allerdings war Winston Churchill vor allem in jungen Jahren sportlich aktiv. Der Ausspruch über Sport war also wohl eher ironisch gemeint. Und mittlerweile bestätigen auch Wissenschaftler die gesundheitsfördernde Wirkung von Bewegung. Gerade mal 750 Meter pro Tag bewegt sich der Mensch heute von Punkt A nach B, während es in der Steinzeit durchschnittlich 40 bis 50 Kilometer waren. In Extremfällen waren Läufer in der Savanne sogar 600 Kilometer am Stück unterwegs, um Beutetiere zu jagen. Evolutionsbiologen behaupten sogar: „Erst das Rennen machte den Menschen zum Menschen – zumindest im anatomischen Sinne." Denn der Muskel-Skelett-Apparat musste immer weiter optimiert werden, um unseren Urahnen diese Leistungen zu ermöglichen und deren Überleben zu sichern. Mit dem Ausschütten von Glückshormonen, Endorphinen, wurde der Mensch belohnt – auch heute noch, wenn er sich nur lange genug (etwa eine halbe Stunde) bewegt. Später, als der *Homo sapiens* sesshaft wurde, hat er sich zumindest noch bei der Ernte und der Viehhaltung körperlich verausgabt.

Die Hälfte der erwachsenen Männer und Frauen in Deutschland betreibt heute überhaupt keinen Sport. Bewegungsmangel fördert jedoch laut dem WCRF-Panel nachweislich die Entstehung von Übergewicht. Umgekehrt kann das Anspecken mit überzeugender Evidenz durch Bewegung verhindert werden. Und keine Ernährungskomponente kann hier mithalten. Weil das auch immer mehr Gesundheitsexperten erkennen, gibt es in letzter Zeit häufiger Kooperationen zwischen sportwissenschaftlichen und ernährungswissenschaftlichen Instituten. Die Regierung tendiert mit ihrer Plattform „Ernährung und Bewegung" in dieselbe Richtung.

Das Paradoxe an dieser Situation ist: Zuerst wird dem Nachwuchs in jungen Jahren antrainiert, ruhig zu sitzen, in Wohnungen dürfen sie wegen der Nachbarn nicht toben, der Bau neuer Spielplätze wird von sensiblen Anwohnern vereitelt. Später sitzen uns die Kids zu lange still – weil es nur noch eine Stunde Schulsport gibt, weil Kinder überall mit dem Auto hinkutschiert werden (Helicopter-Parenting) und weil sie stundenlang vor dem Fernseher oder dem Computer verbringen. Das Ermahnen („Geh doch mal raus zum Spielen"!) hilft gerade bei älteren Schulkindern nichts mehr. Im Jugendalter werden Kinder bekanntermaßen für bestimmte Dinge taub. Das ist übrigens Teil einer gesunden Entwicklung zum Erwachsensein und muss nicht gleich als pathologische, weltfremde Isolation begriffen werden.

Wissenschaftler haben mittlerweile eine lange Liste derjenigen Krankheiten aufgestellt, gegen die regelmäßige Bewegung feien kann:

- Krebs
- Osteoporose
- Verspannungen, Kreuzprobleme
- Vergesslichkeit, Konzentrationsschwierigkeiten
- Herzinfarkte

Ein zusätzlicher Energieverbrauch von 1500 kcal pro Woche durch Bewegung senkt das Sterblichkeitsrisiko um 20 bis 30 Prozent. Dafür könnte man etwa anstatt mit dem Auto mit dem Fahrrad fahren oder dreimal ein Lauftraining absolvieren. Der Gesundheit wegen empfohlen wird ein moderates Training von 30 Minuten pro Tag. Wer abnehmen will, muss sich jedoch täglich zu 60 bis 90 Minuten Leibesertüchtigung aufraffen. Für stark übergewichtige Menschen, die nie ihre Füße in einen Laufschuh gesteckt haben, ist das schlichtweg unrealistisch. Trotzdem sollten Diäten immer von Training flankiert werden, denn das verhindert den gefürchteten Jojo-Effekt. Zudem verhindert Sport in Kombination mit einer Crash-Diät, dass wertvolle Muskelmasse abgebaut wird. Wer seine Muskeln regelmäßig fordert (nicht überfordert!), ökonomisiert nämlich den Energieumsatz in der Muskelzelle. Das heißt: Es werden mehr und früher Fettsäuren anstatt Zucker in der Muskelzelle verbrannt, der Muskel hält dadurch Belastung länger stand, die Fitness verbessert sich. Die Muskelmasse nimmt zu, die Durchblutung wird verbessert und der Grundumsatz steigt. Der Zeiger auf der Waage sinkt dadurch vielleicht nicht unbedingt, aber der Anteil der Fettmasse (vor allem das gemeine Bauchfett) am Körpergewicht nimmt bewiesenermaßen ab.

Arme, kranke Menschen

Besonders deutlich wird unsere moderne, krankmachende Lebensweise bei Menschen aus sozial schwachen Verhältnissen: Laut der Gesundheitsberichterstattung des Bundes rauchen Männer aus der Unterschicht mehr als die aus der Oberschicht, bei Frauen aus prekären Verhältnissen sind Übergewicht und Bewegungsmangel häufiger, gestillt wird dagegen seltener. Stillen gilt als ideale erste Präventionsmaßnahme im Leben eines Menschen, da es gegen Übergewicht und Herzleiden feien soll. Vermutlich ist das Stillen alleine jedoch nicht für diese positiven Effekte verantwortlich, sondern vielmehr die Tatsache, dass Frauen aus höheren Schichten mehr emotionale und soziale Unterstützung erfahren. Die Familien in sozialen Brennpunkten verbringen auch einen Großteil ihrer Freizeit vor dem Fernseher. Zudem sind Cholesterin- und Blutdruckwerte höher als in der Allgemeinbevölkerung.

Darum haben auch Kinder aus schwierigen familiären Verhältnissen oder mit Migrationshintergrund häufiger Gewichtsprobleme als Kinder aus wohlhabenden Familien. Allerdings muss man sich hüten, Adipositas ausschließlich als Teil einer „Armutskultur" zu sehen, die die Gesellschaft den „neuen Unterschichten" zum Vorwurf macht, warnt der Soziologe Schorb. Denn auch in der Mittel- und Oberschicht werden in letzter Zeit etwas mehr Menschen mit Gewichtsproblemen beobachtet.

Man darf die Unterschichten also nicht verurteilen, ihnen nicht unterstellen, sie wollten aus ihren Missverhältnissen ja gar nicht ausbrechen. Man darf vor allem nicht den Fehler machen, ihnen die Erziehungskompetenz für ihre Kinder permanent abzusprechen. Soziologen sprechen bereits von einem „neuen Klassismus", den es zu vermeiden gilt. Hier ist stattdessen pragmatische Hilfe vonnöten, denn schließlich hat das „Kaloriat", wie Übergewichtige aus sozial schwachen Familien abschätzig genannt werden, keine Lobby, sie können sich nicht wehren.

Trotzdem muss bei der Ursachenforschung benannt werden dürfen, was die Menschen in sozialen Missständen dick und krank werden lässt, erst dann kann man die Verhältnisse ändern: Arbeitslosigkeit ist etwa ein großes Risiko. Denn wenn Eltern Arbeit haben, kümmern sie sich – so paradox das klingt – mehr um ihre Kinder. Sie können sich eine geräumigere Wohnung in einer schöneren Umgebung leisten, vielleicht sogar mit einem Park oder Spielplatz in der Nähe, in einer Gegend, wo sich die Kinder trauen, zu Fuß zu gehen oder mit dem Rad zu fahren, ohne dass hinter der nächsten Ecke randalierende Jugendbanden lauern. Diverse Projekte in Deutschland, etwa in München oder Berlin, befassen sich derzeit damit, triste Stadtteile so zu verschönern, dass die Menschen sich im Alltag mehr bewegen. So könnten sie die allseits geforderten 10 000 Schritte pro Tag von ganz alleine schaffen. Türkische Mädchen sind zum Beispiel besonders häufig von Fettleibigkeit betroffen – gerade sie sind es, die die Wohnung ohne Begleitung häufig nicht verlassen dürfen.

Die Ernährung spielt auch hier nur eine untergeordnete Rolle. Denn: Der Speiseplan von Migranten hängt von vielen Faktoren ab. Die Ernährungsmuster unterscheiden sich je nach Herkunftsland, Religiosität und Integrationsdruck enorm. Es finden sich „gesunde" mediterrane oder muslimische Speisepläne ohne Schweinefleisch und Alkohol ebenso wie Fast-Food-lastige Menüs. Übrigens kämpft trotz dieser Unterschiede im Ernährungsverhalten die erste Generation der türkischen Einwanderer mit Zucker- und Herzkrankheiten. Auch hierbei könnten, wie bei japanischen Einwanderern in den USA, Anpassungsprobleme in der neuen Heimat und die fehlende traditionelle Gemeinschaft eine Rolle spielen.

Stress fördert Übergewicht

In stressigen Situationen schüttet der Körper vor allem das Stresshormon Cortisol aus, der Puls beginnt zu rasen, der Blutdruck steigt an, der Appetit ebenso, Zucker wird aus der Leber mobilisiert. In grauer Vorzeit war diese Reaktion wichtig, um zu überleben, da man kampf- oder fluchtbereit sein musste (*fight or flight response*). Heute ist Stress schlicht krankmachend. Denn auf den Anstieg des Blutzuckers reagiert der Körper mit mehr Insulin, das wiederum den Fettabbau verhindert. Zudem wird unter Cortisol-Einfluss Fett vorrangig zwischen den Bauchorganen als intraabdominales Fett deponiert. Eine im März 2007 erschienene US-amerikanische Studie zeigt auch, dass unter belastenden Bedingungen zumindest Mäuse Zucker und Fett anders verstoffwechseln. Der Botenstoff Neuropeptid Y wird laut dieser Studie in Stresssituationen erzeugt und dockt an Fettzellen an. Die Zellen beginnen nun vermehrt zu wachsen und sich zu teilen, wenn sie dieses Signal erhalten.

Weil Stress krank macht, kennen viele Kulturen Entspannungstechniken. Auch wer hierzulande das nötige Kleingeld hat, kann sich für Meditationskurse und Autogenes Training einschreiben, ins Kloster in Klausur gehen oder ein *Sabbatical* einlegen; Menschen, die am Limit leben, haben diese Möglichkeiten nicht. Sie sind dem alltäglichen Wahnsinn schutzlos ausgesetzt: Architekturpsychologen haben beispielsweise herausgefunden, dass Enge und Uniformität, wie man sie etwa von Plattenbausiedlungen kennt, Stress auslösen. Auch wer an einer verkehrsreichen Straße mit zermürbendem Lärm lebt, steht permanent unter Strom. Dazu kommen teilweise Suchtprobleme, Gewalttätigkeiten oder Vernachlässigung, die zu extremen psychischen Belastungen und zu Fressattacken führen können. So wachsen beispielsweise mehr als 2,5 Millionen Kinder und Jugendliche mit einem suchtkranken Elternteil auf. In jeder siebten Familie ist laut dem Gesundheitsministerium ein Kind zeitweise, in jeder zwölften dauerhaft von der Alkoholsucht mindestens eines Elternteils betroffen. Hinzu kommen bis zu 60000 Kinder drogenabhängiger Eltern. Mindestens 2,2 Millionen Kinder leben laut dem Kinderschutzbund derzeit in Armut, das heißt, auf Sozialhilfeniveau. „Kinder, die in nicht intakten Familien aufwachsen, haben ein siebenfach erhöhtes Risiko, eine Adipositas zu entwickeln", so schreibt Klotter.

Wenn Essen zur Belohnung wird

Dass die Psyche ihr Scherflein zum Wuchern der Pfunde beiträgt, ist zwar bekannt, wird aber von Diät-Experten sträflich vernachlässigt. So bekommen Ernährungsberater in der Ausbildung ganze Wälzer an die Hand, in denen bis zum letzten Komma erklärt wird, warum Fettarmes möglicherweise zu einer schlanken Linie verhilft. Kein Wort jedoch dazu, wie psychische Probleme Übergewicht fördern oder zumindest aufrechterhalten können. Auch nur wenige Worte dazu, wie man einen Hilfesuchenden motiviert oder gar verhaltenstherapeutisch behandelt. Vorweg ist jedoch zu sagen, dass es keine „Adipositas-Persönlichkeit" gibt. Wissenschaftler konnten also keine Verhaltensmerkmale ausfindig machen, die zwangsläufig in die Fettsucht führen. Genauso wenig gibt es eine „Krebs-Persönlichkeit". Schon Hippokrates vermutete einen Zusammenhang zwischen „Melancholie" und Krebs. Auch in jüngster Zeit nahm man an, dass eine leidende, passive, aufopfernde Lebenseinstellung die Entstehung von Krebs beeinflussen und fördern könnten – weil die Betroffenen damit ihr Immunsystem dämpften, das dann nicht mehr effizient gegen Zellmutationen vorgehen könne. Mit solchen Theorien, die sich schließlicht als nicht haltbar erwiesen, erzeugt man einen immensen psychischen Druck. Denn das impliziert, dass der Mensch – sein Wesen – selbst die Schuld daran trägt, wenn er Krebs bekommt; schließlich hätte er ja lebensbejahender, egoistischer oder aktiver sein können. Heute geht man jedoch davon aus, dass die Persönlichkeitsmerkmale eine Folge der Erkrankung sind, nicht der Auslöser.

Nein, auch die Ernährungspsychologen fanden bislang keine Hinweise darauf, dass übergewichtige Erwachsene Charaktereigenschaften gemein haben. Allerdings haben Studien mit Kindern und Jugendlichen Depressivität als einen Risikofaktor für Leibesfülle ermittelt. Die Frage ist hier allerdings wiederum, ob depressive Verstimmungen Ursache oder Folge der Erkrankung und der damit verbundenen Stigmatisierung sind. Zudem ist fraglich, wie viele Menschen eben gerade nicht in eine Depression fallen, weil ihnen Essen Geborgenheit und Wohlbefinden vermittelt. Diese würden also umgekehrt erst depressiv, wenn man ihnen in einer Diät das Essen ersatzlos streichen würde. Trotzdem gibt es noch zahlreiche andere, individuelle Wege, wie sich Menschen „Kummerspeck" anessen, so berichtet der Soziologe Klotter:

- Angst vor Abhängigkeit (neurotische Konflikte)
- gestörte Mutter-Kind-Beziehung nach der Geburt etwa durch Frühgeburt, Geburtskomplikationen, Stillprobleme
- Essen als Trost oder Belohnung
- Zurückfallen in die „orale Phase", die Wärme und Sicherheit verspricht
- essen, um Wut zu überdecken
- Konstruktsysteme wie: „Ich rauche nicht, deswegen darf ich beim Essen kräftiger zulangen, als mir guttut"
- Adipöse als Symptomträger in einem System, das Änderungen nicht duldet

Nicht umsonst heißt Adipositas übersetzt „Fettsucht". Denn Essen kann zur Sucht werden, wenn andere Belohnungsstrategien versagen. So stimuliert Essen ebenso wie Suchtstoffe jene Gehirnzellen, die Dopamin, Opioide und Endocannabinoide ausschütten. Wenn der Blutzuckerspiegel ansteigt, erhält das Gehirn die Information „Belohnung". Je mehr Fett und Zucker im „Anti-Stress-Riegel" stecken, desto stärker fühlt sich der Esser belohnt. Übrigens hat die häufig zu lesende Serotonin-Hypothese einen Haken. Sie besagt, dass der hohe Zucker- und Fettgehalt etwa von Schokolade dazu führe, dass die Aminosäure Tryptophan ins Gehirn ströme, um dort in das Glückshormon Serotonin umgewandelt zu werden. Dafür müsste man allerdings zwei Kilo Schokolade verdrücken.

Vor allem Frauen trösten sich mit Süßigkeiten und fetthaltigen Snacks, wenn sie sich einsam oder depressiv fühlen. Männer belohnen sich dagegen mit Essen, wenn sie sich gut fühlen. Dann greifen sie allerdings nicht zur Pralinen-Packung, sondern zu Nudeln und Steaks – und das ohne Gewissensbisse.

Die Psyche könnte auch der Grund sein, warum etwa allein lebende jüngere Frauen häufiger übergewichtig sind als verheiratete Altersgenossinnen. Viel-Nahrung-konsumieren wird nämlich häufig als Antidot gegen den Verlust von Selbstachtung benutzt, schreibt der Soziologe Jean-Claude Kaufmann („Kochende Leidenschaft"): „Essen, um sich seiner selbst zu vergewissern, sich voll stopfen, weil das Leben immer leerer wird und zusammenbricht. Der Kompensationsmechanismus (viel Essen, Alkohol und Zigaretten) ist besonders augenfällig beim Verlust des Arbeitsplatzes."

Eine Studie der Universität Würzburg hat aufgedeckt, dass heutzutage hinter fast jeder zweiten Fettsucht eine handfeste psychische Störung, genauer: die Binge-Eating-Disorder steht. Was genau diese auslöst, ist derzeit noch Gegenstand der Forschung. Einig ist man sich aber, dass das Binge-Eating als psychopathologisches Problem einzuordnen ist, das vor allem eine

Therapie, aber sicher keine Diät erfordert. Die Betroffenen leiden unter Fressanfällen und denken ständig ans Essen. Sie berichten, dass sie kaum ein Sättigungsgefühl verspüren und daher phasenweise unkontrolliert – wie von außen gesteuert – und heimlich futtern bis zum Umfallen. Ist der Kühlschrank leer gegessen, stellen sich Schuld- und Ekelgefühle ein.

Dick durch Schlafmangel

Interessant klingt die Theorie, nach der wir „dick durch Schlafmangel" werden. Wissenschaftler der Mailman School of Public Health und des Obesity Research Centers an der Columbia University haben 2004 berichtet, dass Menschen, die vier Stunden oder weniger pro Nacht schlafen, um 73 Prozent häufiger übergewichtig sind. Wer auf fünf Stunden Schlaf pro Nacht kommt, hat immer noch ein um 50 Prozent erhöhtes Risiko, mit sechs Stunden Schlaf waren es schließlich 23 Prozent. Und das unabhängig von Faktoren wie Depressivität, körperliche Aktivität, Alkoholkonsum, Ethnizität, Bildungsgrad, Alter und Geschlecht.

Sie finden das logisch? Schließlich hätten die Nachteulen ja mehr Zeit, sich an der Süßigkeiten-Box zu bedienen? Das wurde zuerst auch in der Wissenschaft vermutet. Nun hat man sich aber die Appetithormone Leptin und Ghrelin vorgenommen, gemessen, und tatsächlich: Schlafmangel lässt die Leptin-Werte im Blut absacken. So wird dem Gehirn mitgeteilt, dass der Körper nur wenig Energie zur Verfügung habe. Eine andere Studie aus Brüssel besagt: Probanden aus der Wenigschläfer-Gruppe berichteten von größerem Hunger, auch wenn sie kalorienmäßig gesehen genauso viel gegessen hatten wie Langschläfer. Schlafmangel könnte auch der Grund dafür sein, dass Schichtarbeiter überproportional häufig dick sind.

Schlafmangel scheint auch bei Kindern Pfunde an Bauch und Hüfte zu zaubern. Kanadische Forscher haben in einer Studie mit 422 Grundschülern im Durchschnittsalter von sechs Jahren herausgefunden: Bei Kindern, die weniger als zehn Stunden pro Nacht schliefen, lag die Wahrscheinlichkeit, dick zu werden, 3,5-mal so hoch wie bei Altersgenossen, die regelmäßig zwölf Stunden im Bett verbrachten. Auch hier besahen sich die Wissenschaftler der Universität Laval in Quebec die Leptin- und Ghrelin-Werte und fanden dasselbe Szenario wie ihre Kollegen in den USA. Zudem wollten sie wissen, wie stark sich Schlafmangel im Vergleich zu Bewegungsmangel oder Schichtzugehörigkeit auf das Gewicht der Kinder auswirkt. Weder Fernsehdauer, noch Computer-Liebe, noch Sportlichkeit oder das Einkommen der Eltern spiele für das Übergewichtrisiko eine so große Rolle wie die Schlafdauer, so die Forscher. Allerdings schlafen Kinder aus sozial schwachen Familien auch weniger.

Wenn man die Übergewichtszahlen mit der Entwicklung der Schlafdauer in den letzten Jahren vergleicht, ist die Theorie durchaus plausibel. In 40 Jahren verringerte sich die durchschnittliche Schlafdauer nämlich um zwei Stunden. Der Anteil der Jugendlichen, die nachts weniger als sieben Stunden schlafen, stieg von 16 auf 37 Prozent. Das könnte auch erklären, warum Kinder vor allem in den südlichen Ländern immer moppeliger werden. Dort liegt kaum ein Kind um acht Uhr im Bett. Heute ist beispielsweise bereits jedes vierte Kind und jeder zweite Erwachsene in Spanien übergewichtig. Der Umkehrschluss, dass man „schlank im Schlaf" wird, den einige Diät-Ratgeber ziehen, muss allerdings erst noch in Interventionsstudien belegt werden. Meist wird bei diesen Schlafkuren eine Ernährungsveränderung verlangt.

Dick durch „alte" Gene

Nicht zu vergessen: Übergewicht ist zu einem Großteil genetisch bedingt. Das weiß man aus Zwillings-, Adoptions- und Familienstudien. Experten gehen von 30 bis 70 Prozent aus. Gen-Mutationen – gegenwärtig mehr als 35 – sind für das Melanocortin-4-Rezeptor-Gen (MC4R) beschrieben worden, das vor allem im Gehirn aktiv ist. Aber nur rund zwei Prozent der Menschen mit extremem Übergewicht zeigen solche Mutationen. Das Gros der Übergewichtigen wird von Mini-Mutationen in der Erbsubstanz, so genannten SNPs, auf ein üppiges Körpergewicht programmiert. Es sind mittlerweile mehr als 170 bekannt, die das Fettansetzen beim Menschen erleichtern. Jährlich wird die Datenbasis von Wissenschaftlern erneuert (http://obesitygene.pbrc.edu/), weil immer mehr solcher Genvarianten gefunden werden.

Wozu findet sich solch eine Programmierung im menschlichen Genom? In der Evolution haben sich bevorzugt „thrifty genotypes" (thrifty = sparsam) ausbreiten können. Sie begünstigen die schnelle und effiziente Energiespeicherung bei Mensch und Tier, was ehemals, zu Zeiten von Nahrungsknappheit, von Vorteil war. Denn wer in guten Zeiten ausreichende Fettreserven bildete, überstand auch Hungerperioden besser und brachte den Nachwuchs besser durch.

Der Körper reguliert sein Gewicht von der Schaltzentrale, dem Hypothalamus aus, der über Botenstoffe aus dem Verdauungstrakt und dem Fettgewebe informiert wird, ob Mangel oder Überfluss herrscht, der Mensch also Hunger und Sattheit verspürt. Die Pharma-Industrie nutzt diese Erkenntnisse, um gezielt Medikamente zur Behandlung von Übergewicht zu entwickeln. So blockiert das Medikament Rimonabant Cannabinoid-Rezeptoren im Gehirn. Es wirkt nicht nur als Appetitzügler, sondern auch bei der Nikotinentwöhnung. Allerdings hat es beträchtliche Nebenwirkungen, etwa Angst und Depressionen. Kein Wunder, schließlich greift die Diätpille nicht nur in Sättigungs- und Hungergefühle regulierende Mechanismen ein, sondern in unser Belohnungs- und Lustempfinden.

MCR4-Genvarianten im Gehirn beeinflussen auch, wie effizient der Körper Fett verbrät, ob er Depots anlegt, ob er die Fettsäuren lieber als Energieträger nutzt, ob diese Energie also in Aktivität umgewandelt wird oder als Wärme verpufft. Wissenschaftler des Deutschen Instituts für Ernährungsforschung haben beispielsweise in einem Mäuseversuch das Melanocortin-System entdeckt, einen Schaltkreis im Gehirn, der unabhängig von der Nahrungsaufnahme steuert, wie viel Zucker in die Zellen gelangt, wie viel Fett gebildet, gespeichert und abgebaut wird. Bei Mäusen mit gut funktionierendem System war die Fettverbrennung von Haus aus höher als bei einem lahmenden System.

Die genetische Programmierung bestimmt auch, wo wir Fett ansetzen. Bei Frauen geschieht dies vermittelt über das weibliche Sexualhormon Östrogen häufiger an den Hüften, bei Männern wird vorzugsweise der Bauch kugelrund. Selbst ob ein Übergewichtiger Diabetes entwickelt, hängt von seiner genetischen Belastung ab. Ohne Diabetesgene ist das Diabetesrisiko adipöser Menschen nämlich sehr gering. Die SNPs, die die Entwicklung von Diabetes kodieren, finden sich schätzungsweise lediglich bei 30 Prozent der deutschen Bevölkerung.

Auf genetische Unterschiede weisen auch ethnische Studien hin. So haben schwarze Frauen praktisch kein Gesundheitsrisiko, wenn sie zunehmen, während bei Asiatinnen sogar bei Normalgewicht, aber einem leichten Bauchansatz Stoffwechselentgleisungen beobachtet wurden. Auch die Bewegungsfreude scheint zum Teil in unserer Erbsubstanz vorgeschrieben zu sein. Aus Studien weiß man, dass schlanke Menschen sich tagsüber mehr bewegen und dabei bis zu 300 Kalorien zusätzlich zu ihrem Grundumsatz mehr verbraten als rundliche, gemütliche Zeitgenossen. Vermutlich gibt es im Gehirn einen „Activistat", der auf ein gewisses Maß an Bewegung programmiert. Wer zur

Bewegung gezwungen wird, spart darum Energie bei nächster Gelegenheit wieder ein.

Natürlich wird niemand allein nur durch das Tragen solcher Erbinformationen dick und krank – schließlich hatten unsere direkten Vorfahren ja eine ähnliche Genausstattung, kämpften aber nicht in diesem Maße mit Volksleiden, wie wir das tun. Ob die dickmachenden Gene zum Zuge kommen können, wird von unserer Umwelt bestimmt. Zuerst vom Elternhaus, etwa davon, wie gestresst die Mutter während der Schwangerschaft war, ob sie gerne und ohne Probleme gestillt hat, ob sie oder der Vater zum Aufessen zwingt oder beim Essen auf eine andere Art Macht ausübt, ob die Eltern selber auch regelmäßig zu viel essen oder gewohnheitsmäßig das Essen vor dem Fernseher eingenommen wird. Sicherlich hat der erwachsene Mensch es also in gewisser Weise in der Hand, ob er als spannenlanger Hansel oder als nudeldicke Dirn durchs Leben geht. Trotzdem kann er weitaus weniger Faktoren beeinflussen, die ihn zu einem Übergewichtigen machen, als landläufig angenommen. Unser Lebensstil – Mobilität, Medienkonsum, Wohnen in der Stadt, Stress am Arbeitsplatz, Reizüberflutung, wenig Bewegung an der frischen Luft, wenig Schlaf, Heizung und perfektionierte Kleidung – steht im Widerspruch zu dem, was unsere Gene vorgeben. In diesem Kontext leuchtet es ein, dass einige Zivilisationskrankheiten zunehmen, und es leuchtet ein, dass man hier mit einzelnen Präventionsmaßnahmen nicht weit kommt.

Derweil sollte man Menschen mit Gewichtsproblemen helfen, ihren Körper so anzunehmen, wie er ist. Denn die wissenschaftlichen Fakten sprechen nur dafür, dass man sein Gewicht – unabhängig davon, wie hoch dieses ist – halten sollte. Wenn Sie, liebe Leser, trotzdem partout abnehmen wollen, etwa weil Sie sich nicht wohl in Ihrer Haut fühlen, dann sollten Sie auf jeden Fall diese Komplexität vor Augen haben. Misstrauen Sie daher Diäten, die nur eine einzelne Komponente, sei es nun Bewegung, Ernährung oder Schlaf, herauspicken und verändern wollen. Es geht um viel mehr. Vor allem geht es auch darum, dass Sie sich nicht die Schuld geben, wenn es mit dem Abnehmen nicht klappt. Sie sind nicht der Schuldige, sondern vor allem das Opfer Ihrer Gene und Ihrer Umwelt. Werden Sie darum etwas gelassener, sorgen Sie sich nicht allzu sehr wegen Ihrer Pfunde. Das gilt vor allem dann, wenn Sie eine Frau sind.

Übergewicht als „gemachte" Krankheit

Trotz dieser Fakten warnen Gesundheitsexperten und Politiker weiterhin in schrillen Tönen vor einer Übergewichtsepidemie und dem Dicksein als einem monströsen Problem. Zudem ignorieren sie gleichzeitig mögliche unerwünschte Nebenwirkungen wie Essstörungen. Was treibt sie dabei an? Dahinter verbergen sich laut dem Soziologen Klotter gesellschaftliche Moralvorstellungen. Die strengen Maßstäbe, die wir heute an unsere Ernährung ansetzen, führen dazu, dass die Nahrungsaufnahme massiv problematisiert wird und darum Adipositas, Magersucht und Bulimie häufiger auftreten. Zu Zeiten Freuds war das Thema Sex tabu, man sprach nicht darüber. Freud selber hat lateinische Wörter für sexuelle Praktiken verwendet. Durch die Unterdrückung der sexuellen Gefühle trat Hysterie bei Frauen häufig auf; mit der Liberalisierung der Sexualität verschwand auch das Krankheitsbild der Hysterie. Übergewicht kann man also auch als Modekrankheit bezeichnen – als *gemachte* Krankheit, wenn man betrachtet, wie das Idealgewicht mit den Jahren immer weiter gesunken ist. Vor hundert Jahren hätte sich eine Frau mit einem BMI von 27 nicht krank gefühlt, und auch der Arzt hätte sie nicht vor Diabetes oder Herzkrankheiten gewarnt. In manchen afrikanischen Ländern gelten Rundungen bei Frauen heute noch als Zeichen von Wohlbefinden und Wohlstand. Im alten Rom gab es so genannte *Vomitorien*, wo sich Teilnehmer von Festbanketten zwischen den Gängen übergeben konnten, um danach wieder fröhlich weiterzuspeisen. Das galt nicht als pathologisch oder peinlich, es war normal. Heute nennt man das Bulimie, und es ist eine Krankheit. Wie sagte Aldous Huxley so schön? „Die Erforschung der Krankheiten hat so große Fortschritte gemacht, dass es immer schwerer wird, einen Menschen zu finden, der völlig gesund ist."

Auch der Wunsch nach einer leistungsfähigen, gesunden Gesellschaft ist heute bei den Staatslenkern größer als früher. Königen in Monarchien war es meist egal, ob die Bevölkerung gesund war, die Erfolge des Staates hingen nicht davon ab. Heute will der schlanke Staat schlanke Bürger – das hat ein Lehrer aus Karlsruhe vor drei Jahren am eigenen Leib erfahren. Stefan Bauer wog 110 Kilo bei 1,83 Meter Körpergröße, hatte demnach einen BMI (Body-Mass-Index) von 33. Deswegen und weil er zudem an hohem Blutdruck leidet, wurde ihm als angestelltem Lehrer einer Karlsruher Hauptschule die Verbeamtung verwehrt. Er könnte ja schließlich vorzeitig dienstunfähig werden. Und Stefan Bauer ist nicht der Einzige. Die Lehrer-Gewerkschaften haben schon mehrere solcher Fälle auf dem Schreibtisch. Und auch die Gesellschaft hat diese ökonomistische Sichtweise auf den Menschen bereits verinnerlicht: „Menschen, die wenig nützlich sind, kann sich eine Gesellschaft nicht leisten", meint jeder dritte Deutsche.

10.

Ernährungsberatung hat versagt

An dieser Stelle möchte ich die Frage stellen, inwieweit die Politik sich eigentlich in die Privatangelegenheiten der Bevölkerung einmischen darf. Und Essen ist nun einmal etwas sehr Privates, Intimes. Es sollte eine autonome, freie Handlung bleiben. Auch wie oft wir uns aus dem Sessel hieven und um den Block latschen, ist unsere eigene Entscheidung. Beim Rauchen haben die Gesundheitswächter wenigstens das Argument, dass Raucher sich ja nicht nur sich selber schaden, sondern auch anderen. Aber beim Übergewicht? Schließlich hat doch eigentlich jeder Mensch, wie die taz-Autorin Barbara Dribbusch das richtig kommentierte, ein Recht auf sein Körperfett.

Normalerweise kommt hier von Seiten der Gesundheitsexperten nun eine Berechnung, was ein Übergewichtiger die Kassen und damit die Beitragszahler und die Gesellschaft kostet, wenn er frühzeitig arbeitsunfähig wird, teure Herzarzneien, blutdruck- und zuckersenkende Mittel benötigt. Zum Beispiel gaben Gesundheitsökonomen der Forschungsanstalt für Gesundheit und Ernährung (GSF) an, dass die volkswirtschaftlichen Kosten der Fettsucht auf 530 Millionen Euro pro Jahr beziffert werden. Berücksichtige man auch die Begleiterkrankungen, die so genannten „Co-Morbiditäten", geht es in die Milliarden. Dabei seien die direkten Kosten der Versorgung vor allem auf Allgemeinarzt-Besuche zurückzuführen, und die indirekten Kosten aufgrund von Arbeitsunfähigkeit machten ungefähr 50 Prozent aus, rechneten die Gesundheitsökonomen vor. Internationale Studien haben gezeigt, dass – abhängig von der Art, in der die Analyse durchgeführt wird – 2 bis 7 Prozent der gesamten Gesundheitskosten der Adipositas zuzuschreiben sind. Diese Berechnungen variieren also und basieren meistens auf dem unzuverlässigen BMI. Andererseits sind die Kosten schwer zu kalkulieren. Denn: Ist jemand, der nach den derzeit geltenden Grenzwerten als „zu dick" gilt, tatsächlich „teurer" für die Gesellschaft? Würde der gleiche Mensch mit seiner Genetik und seinen Prägungen nicht schlichtweg andere Kosten verursachen, etwa weil er Sportunfälle baut, weil er Infektionen nicht so gut übersteht, weil er seine psychischen Probleme eben nicht mit Essen, sondern mit Alkohol hinunterspült oder an der Spiel-Konsole verballert? Würde der Übergewichtige beispielsweise dünn bleiben, aber etwa zum Raucher oder Alkoholiker, so würde er die Gesellschaft weniger kosten. Eine niederländische Studie hat berechnet, dass Raucher im Vergleich zu nichtrauchenden Normalgewichtigen und Übergewichtigen am frühesten sterben. Am teuersten sind die Gesunden, weil sie Kosten bei der Altersbetreuung erzeugen, die ins Astronomische gehen. Klingt das zynisch? Die WHO hat selber in einem im Jahr 2000 erschienenen Papier eingeräumt, dass die Datenlage dazu, was ein Übergewichtiger die Gesellschaft kostet, bescheiden ist.

Die Pflicht der Präventionsexperten speist sich aber nicht aus einer ökonomischen, sondern vorrangig aus einer humanen Mission. Auch wenn ich also eingangs meinte, dass jeder seinen Lebensstil selbst bestimmen sollte, so muss man natürlich dazusagen, dass vor allem Menschen aus ärmlichen Verhältnissen häufig ihren Lebensstil gar nicht frei bestimmen können. Hier ist der Präventionsmediziner gefragt. Der geht jedoch immer noch von einem völlig veralteten Präventionsbegriff aus, der die Krankheitsvorbeugung in die Hand des Arztes und der Einzelperson legt und der aus den 1960er Jahren stammt. Seither geht es um Verhaltensprävention mit der Aufforderung „Stopf nicht so viel in dich hinein und bewege dich!" bzw. „Man muss etwas tun für seine Gesundheit!". Der „Healthismus" war damit eingeläutet, es ging darum, seine Blutwerte, später seinen BMI herunterbeten zu können. Heute erscheinen diejenigen, die die Krankheitsvorbeugung in dieser Weise verinnerlicht haben, vermehrt in den Arztpraxen ohne konkrete Beschwerden, schlicht, um sich einem Check-Up zu unterziehen. „Die verstärkte Neigung, sich und andere zu beobachten, führt zu einem Zwang, den Menschen aufeinander ausüben, die Forderung nach ‚gutem Benehmen' wird nachdrücklicher erhoben", erkannte der Soziologe Norbert Elias bereits 1978.

Verhaltensprävention hilft aber nichts, das müssen sich Ernährungswissenschaftler zunehmend eingestehen. Denn moralisierende Kommunikation ruft Abgrenzung und eine „Jetzt-erst-recht-Haltung" hervor. Der Grund: Die Ernährungsregeln werden von der Mittelschicht formuliert. Spezialisten für Ernährungserziehung geben zu: „Wir müssen die richtige Sprache finden. Bislang sind unsere Broschüren und Vorträge eindeutig mittelschichtsorientiert." Jemand aus einer niedrigen sozialen Schicht könnte sich dadurch aber missioniert fühlen und ignoriert die Verbote oder überschreitet sie absichtlich und „genüsslich" (Schlotter). Zudem ist es unzulässig, Menschen die Schuld an ihrer Krankheit zu geben, da genetische Faktoren und die Umwelt eine nicht unbedeutende Rolle spielen. Manche Ärzte und Gesundheitsexperten wollen daher die Prävention nicht allein der Motivation der Menschen überlassen. So sollen Kassen für Präventionsmaßnahmen zahlen: Geld, das man rückwirkend von Menschen wieder einfordern will, so sie denn „qualmen, saufen oder Fettreichem frönen". Auch das ist ethisch verwerflich und schlichtweg nicht finanzierbar. Für viele Präventionsansätze gibt es auch keinen belegbaren Nutzen.

Derweil ist die Prävention eine Jammerdisziplin geworden. Ständig schüttelt man den Kopf über die unvernünftigen Zeitgenossen, die einen ungesunden Lebensstil pflegen. Dabei begann die Prävention im 19. Jahrhundert vielversprechend und mit durchschlagendem Erfolg. Rudolf Virchow, Arzt an der Berliner Charité, formulierte im Jahre 1848, dass Prävention vor allem mit der Gestaltung eines gesundheitsfördernden Umfeldes zu tun habe. Es müssten etwa Armut und Bildungsmangel bekämpft werden, um die Seuchen einzudämmen. Die Einführung von getrennten Abwassersystemen beispielsweise habe mehr Krankheiten wie etwa die Cholera ausgerottet als die Erfindung von Antibiotika, schreibt Norbert Schmacke, Gesundheitswissenschaftler in Bremen, in seinem Buch „Wie viel Medizin verträgt der Mensch".

Genau das passt aber auch für unsere Zeit. Den modernen „Seuchen" – Herzinfarkt, Krebs und Diabetes – ist nur mit einer *Verhältnis-*, nicht mit einer *Verhaltens*prävention beizukommen. Zumal die Wirkung einer Ernährungsumstellung etwa hin zu weniger Fett, weniger Fleisch und dafür mehr Pflanzlichem fraglich ist. Dagegen ist unbestritten, dass bildungsferne Schichten wesentlich häufiger von Zivilisationsleiden geplagt werden und früher sterben. Somit müssten nicht die Krankenkassen und Ärzte tätig werden, sondern die Sozialpolitiker – und jeder von uns. Vielversprechende Projekte wie die *Healthy Cities* der Weltgesundheitsorganisation müssten besser unterstützt werden, mehr Geld für Sozialarbeit müsste vorhanden sein, mehr Initiative für die Integration von ausländischen Kindern etwa in Form von Hausaufgabenbetreuung, mehr Gesundheitsförderung in den Betrieben. Glücklicherweise sind viele Ernährungs-Experten derzeit dabei, umzudenken. Sie geben zu, dass die Ernährungsberatung, wie sie seit dreißig Jahren gestaltet wird, versagt hat. So müsse man etwa laut Barbara Methfessel, Pädagogin an der Universität Heidelberg, die Gesundheitsressourcen der Menschen ausbauen, um sie gegen krankmachenden Stress zu feien, anstatt konkrete Verhaltensweisen zu fordern. Auch im Rahmen des „Nationalen Aktionsplans zur Prävention von Fehlernährung, Bewegungsmangel und Übergewicht" will die Regierung unter anderem ein „gesundes Umfeld schaffen". Auch die DGE forderte auf ihrem Kongress 2007 eine Stärkung der Verhältnisprävention. Bleibt abzuwarten, inwieweit solche Bekundungen schließlich mit Leben gefüllt werden. Sollten diese „salutogenetischen" Konzepte jedoch tatsächlich Gehör finden, könnten wir vielleicht in 10 Jahren wieder Butter und Schokolade mit gutem Gewissen konsumieren, vermutet Schmacke. Er erteilt damit auch der Nutrigenomik, der maßgeschneiderten Ernährungsberatung, eine Absage – weil diese veraltete Präventionskonzepte zementierte und die Erwartungshaltung in die Präventivmedizin weiter vergrößerte.

Diese Erwartung ist aber jetzt bereits überbordend groß. Man hofft, Krebs, Herz-Kreislauf-Krankheiten und Diabetes eines schönen Tages auszurotten, was nicht geht. Es gibt schließlich nicht das *eine* Gegenmittel wie Antibiotika gegen Infektionskrankheiten, sondern viele Ursachen für die modernen Volksleiden. Darum wird es vermutlich immer mehr Menschen geben, die an solchen Leiden erkranken, weil wir durch verbesserte Vorsorgeuntersuchungen, aber auch durch Medikamente wie Blutdruck- und Cholesterinsenker immer später sterben. Und nicht zuletzt weil Grenzwerte für Cholesterin, Übergewicht, Blutzucker oder Bluthochdruck immer weiter gesenkt werden, Gentests uns unsere Macken vor Augen halten und dadurch eines Tages alle Menschen als potenziell krank gelten werden.

Die Präventionsmedizin darf man also auch nicht an den Erkrankungszahlen messen, sondern am Zugewinn an Lebensqualität im Alter – und dieser ist heute beträchtlich. Zudem muss der Gesundheitsbegriff neu überdacht werden. „Gesund ist, wer mit seinen Einschränkungen glücklich leben kann", meint etwa der Psychologe und Chefarzt Manfred Lütz („Das Leben kann so leicht sein"). Dass uns der Fitness- und Diätwahn regiert, komme daher, dass Gesundheit als höchstes Gut angesehen werde. „Die Leute rennen durch die Wälder, essen Körner und Schrecklicheres, und sterben dann doch", frotzelt Lütz. Durch die Tyrannei der Gesundheit verengt sich unser Blick auf die Nahrungsinhaltsstoffe unserer Speisen, nicht auf das „Essen als Totalphänomen". Warum das schlimm ist? Weil andere Werte wie Freiheit, Frieden, Gleichheit, Sicherheit oder Solidarität dadurch ins Hintertreffen geraten. Mit dem Erfolg, dass Menschen sogar danach beurteilt werden, was sie essen. Wer gesund lebt, gilt regelrecht als besserer Mensch. Essen ist vielen Menschen zur Ersatzreligion geworden; man spricht von „Gesundheitspäpsten" oder „Ernährungssünden". Der Soziologe Klotter sieht gar die DGE als unbeabsichtigte Nachfolgerin der Kirche an, um die Lücke zu füllen, die die Schwächung der Kirchen hinterlassen. Die DGE müsste klarer erkennen, dass sie nicht kirchenähnlich ist, etwa durch ein didaktisches Konzept, bei dem die DGE mit der Bevölkerung Lösungen erarbeitet. Die Devise der zukünftigen Ernährungskommunikation heißt also: motivieren statt belehren, reflektieren statt bekehren, mitmachen statt erklären, erleben satt zuschauen.

Nachtisch:
Genuss tut gut

Die Moral von der Geschicht? Besieht man sich die unzuverlässige Methodik vieler Studien, die zahlreichen und teilweise unbekannten Störfaktoren, die Beeinflussung durch Lobbyisten, die Rolle des Erbguts, so muss man sich eingestehen: Man weiß reichlich wenig über gesunde Ernährung, außer:

- dass man von einzelnen Nährstoffen in Kapselform Abstand nehmen sollte und
- dass es bestimmte, die Gesundheit fördernde Ernährungsmuster gibt.

Trotzdem: Der Mensch ist fähig, viele diätetische Missgriffe zu korrigieren. Im Verhältnis zu anderen Lebensstilfaktoren wie Rauchen, Bewegungsfaulheit, emotionaler Stress, Umweltgifte oder Mittellosigkeit ist die Wirkung „gesunder Ernährung" also verschwindend gering. Fatalismus ist hier jedoch fehl am Platze. Der Ausweg heißt nicht, dass es fortan egal ist, *was* man isst, sondern dass es vielmehr darauf ankommt, *wie* man isst. Es geht hier um eine gänzlich andere Qualität von Leberkäse und Gemüseauflauf. Es geht darum, beim Essen nicht sein Gehirn einzuschalten, um Ge- und Verbote oder Kalorien-Kolonnen abzurufen, sondern seinen Sinnen freien Lauf zu lassen. Das entspricht auch unserer Natur. Denn: Tatsächlich isst der *Homo sapiens* in erster Linie, um ein Lustgefühl zu spüren, das über eine erhöhte Dopamin-Ausschüttung im Gehirn zustande kommt. Die Stillung des Hungers ist ein Nebeneffekt.

Es geht nun darum, dass wir unsere ethische Eigenständigkeit aktivieren, meint der Philosoph Lemke, indem jeder sein eigenes Glück sucht. Denn die Diätmoral hat ihre Wirkung – Mäßigung beim Essen um des Leibes Wohl willen – verfehlt. Auch die viel gescholtenen Kochshows von „Kochen bei Kerner" bis „Kochprofis" seien ein erster Schritt in die Befreiung aus der über Jahrhunderte herrschenden Askese. Sie alleine haben es aber letztendlich in der Hand, nicht Ihr TV-Koch, nicht Ihr Arzt, nicht die Politik und nicht die Nahrungsmittelkonzerne! Sie selbst sollten es sich wert sein, Ernährung wichtig zu nehmen, aber nicht im Sinne einer Krankheitsvorsorge, sondern einer Suche nach den eigenen Bedürfnissen und dem eigenen Wohlergehen. Das heißt: mit allen Sinnen (nicht zu billig) einkaufen, kochen und genießen. Die Sättigung spüren und auch, ob ein Lebensmittel später Bauchgrimmen bereitet oder ein Wohlgefühl. Denn: Nur Ihr Geschmack und die Reaktion Ihres Körpers kann helfen, das Essen zu finden, das für Sie persönlich das gesunde Essen ist.

Was Sie mögen, kommt ja nicht von ungefähr. Es ist Resultat des genetischen Erbes, einer kulturellen Entwicklung sowie einer psychischen Sozialisation. Manche Menschen essen etwa Hummer, um sich vom Proletariat abzusetzen. Andere meiden Fleisch, um sich als Individuen oder als Revoluzzer zu gerieren. Der moderne Arbeitsmensch liebt „Coffee to go" und zeigt damit, dass er unter Zeitdruck steht. Jemand anderes kocht hobbymäßig mit flüssigem Stickstoff Spinatschaum, um diesen seinen Gästen in Reagenzgläsern zu servieren. All dies ist Teil der Identität eines Menschen, die man nicht mit gesundheitlichen Bedenken kleinreden sollte.

Zudem wissen Soziologen, dass jeder von uns eine Vorstellung vom „richtigen Essen" hat. Diese Vorstellung bestimmt unser Gefühl von Sättigung und Zufriedenheit, sie vermittelt ein Gefühl von Identität und Sicherheit. Bei uns in Bayern beispielsweise lieben die Menschen Schweinebraten mit Knödel oder Würstchen mit Sauerkraut. Wer das als ideales Essen vor Augen hat, wird von einem Salat mit Putenbruststreifen und Olivenöl nicht satt. Wenn er ab heute nur noch zweimal pro Woche Fleisch essen darf, wird er sogar erheblich verunsichert. „Damit ein Lebensmittel gut zu essen ist, muss es gut zu denken sein", sagte der Ethnologe Claude Levi-Strauß. Viele antizipieren darum bei gesundem Essen, so sie nicht damit groß geworden sind, dass es eben nicht schmecken kann. Rohkost wäre auch für einen übergewichtigen bayerischen Bauarbeiter sicher nicht „gut zu denken". Schließlich wird Gemüse von Männern als nicht kräftigend und potenzmindernd angesehen, während Frauen eher Gemüse bevorzugen, weil sie damit Schönheit und Leichtigkeit assoziieren. In Werkskantinen, wo zumeist Männer speisen, werden darum Gemüse- und Obst-Angebote nur zaghaft genutzt. Wird dem übergewichtigen Bayer etwa von seinem Arzt ans Herz gelegt, er möge gesünder essen, gibt es zwei Möglichkeiten: Er hält sich daran, fühlt sich aber in die Opferrolle gedrängt, was sein Gefühl, sein Leben kontrollieren zu können, erheblich einschränkt. Isst er weiter wie bisher, hat er ein schlechtes Gewissen. „Das reduziert die Widerstandsressourcen, er wird krank", so die Pädagogin Barbara Methfessel. Diese Prägungen und Glaubenssätze erklären wesentlich wirkungsvoller unser Ernährungsverhalten als die Gene, die uns auf Fettes und Süßes programmieren.

Die Erwartungshaltung an ein gutes Essen spielt überhaupt eine sehr große Rolle. Argumentiert man medizinisch, lässt sich sagen, dass der Placeboeffekt auch auf das Essen angewendet werden kann. Erwartet jemand von einem Steak größtmögliche Sättigung, wird diese eintreten. Ebenso gilt: Jemand, der gerne viel Obst und Gemüse isst und das für gesund hält, wird sich damit auch etwas Gutes tun. Eine Kaffee-Studie hat das belegt: Dabei mussten junge Probanden eine Kraftübung machen. Vor einem zweiten Durchgang bekamen sie „zur Leistungssteigerung" eine Tasse Kaffee zu trinken, die allerdings gar keinen Kaffee enthielt. Mit dem Effekt, dass die Studienteilnehmer nun mehr Gewichte bewältigten als beim ersten Stemmen. Der Placeboeffekt kann also nicht nur Schmerzen lindern, sondern auch Essen zu gesundem oder ungesundem werden lassen.

Mit Genuss zu mehr Lebensfreude

Wer ein gutes Essen genießt, der entlädt ein Feuerwerk an Glückshormonen: Dopamin, Serotonin und Morphium werden in Stickstoffmonoxid umgewandelt und die Gefäße weiten sich, der Blutdruck sinkt, der Herzschlag und der Atem werden ruhiger. Das Hormon Serotonin soll sogar gegen Krebszellen vorgehen können. Schützt also Genuss womöglich vor Krebs und Herzinfarkt? Die Neurobiologie liefert leider nur punktuelle Messungen, und man darf dabei nicht das subjektiv Erlebte außer Acht lassen. Man darf den Menschen damit nicht als Maschine sehen, ihn nicht nur auf seine Psycho-Hormone reduzieren. Sie sind, wie die Gene, nur ein Grundkapital. Was der Mensch daraus im Laufe seines Lebens macht, welche Systeme im Gehirn er ständig stimuliert und welche Wege er damit bahnt, ist wesentlich entscheidender. Eine Depression resultiert ja nicht nur aus einem Serotonin-Mangel im Gehirn. Auch eine frisch gebackene Mutter, vollgepumpt mit Glücks- und Beruhigungshormonen, kann zur Kindsmörderin werden, wenn sie zu wenig Unterstützung erfährt.

Schließlich ist der Mensch ein soziales Wesen. Die Art, wie wir Beziehungen gestalten, spielt für unsere Gesundheit eine große Rolle. Unsere Steinzeitvorfahren waren beispielsweise vergnügter und gesünder als die Menschen, die im Neolithikum, also als der Ackerbau üblich war, lebten. Eine mögliche Erklärung: Nicht das Essen, sondern soziale Konflikte, mit Unterdrückung durch Kriegerkasten, werden dafür verantwortlich gemacht. Wie krank misslingende Beziehungen machen können, zeigt die aktuelle Mobbingforschung. Gestresste Menschen haben mehr Cortisol im Blut und Fibrinogen, das als Risikofaktor für Herz- und Gefäßkrankheiten gilt, als glückliche Menschen, zeigten Forscher des University College London 2005.

Wer sein Essen genießt, gerät jedoch schnell wieder unter Generalverdacht. Denn: Das christliche Abendland ist geprägt von der Vorstellung, die Sinne müssten gezügelt werden. Genießer sind darum vielen Menschen suspekt. Hierzulande werden wohlschmeckende Nahrungsmittel mit Ungesundem gleichgesetzt. Anders in Frankreich. Dort gilt: Was gut schmeckt, ist gesund.

Das Bild des Dicken als „unmäßiger Genießer", wie es in den deutschen Köpfen steckt, stimmt so allerdings nicht. Genießer beschränken sich automatisch und vermeiden damit Übergewicht, das belegt eine Studie des Adipositas-Zentrums Insula in Bischofswiesen. Gesunde, normalgewichtige Menschen zeigten sich zudem flexibel anstatt restriktiv in Bezug auf das Essen und hatten Freude am Sport. Auch in Frankreich, dem gastronomischen Wunderland, wird wesentlich mäßiger gegessen als hierzulande. Es zählt Qualität vor Quantität. Schon Linus Pauling, der uns eher als strenger Vitamin-Verfechter im Gedächtnis ist, sagte: „Man sollte essen, was einem schmeckt, statt einer strengen Diät zu folgen, die man nur widerwillig einhält und die nicht dazu beiträgt, sein Leben zu verschönern."

Vertrauen Sie Ihrem Geschmack!

Zuerst isst das Auge. Es rastert Farbe, Textur, Form und Portionsgröße. Optische Eindrücke prägen das Sättigungsgefühl sogar stärker als der Magen. Von einem halbleeren großen Teller isst man darum mehr als von einem übervollen kleinen Teller. Auch die Hände ertasten glatte oder raspelige Oberflächen, Schmieriges oder Festes. Der Geruch spielt eine große

Rolle bei der Geschmackswahrnehmung. Im Bulbus olfactorius, dem Riechkolben, einem Nervenbündel, das oberhalb der Nase sitzt, nehmen wir wesentlich mehr Aromen wahr als mit der Zunge. Darum erschnüffeln Weinkenner sich ihr Geschmacksurteil zu einem Großteil. Nun gelangt der Bissen in den Mund. Auch hier wird nicht nur erfasst, ob ein Lebensmittel salzig, süß, bitter, sauer oder fleischartig schmeckt, sondern auch die Textur. Beim Zerbeißen eines Kekses etwa werden feine Ultraschallstöße im Kiefer erzeugt, die dann über die Tastsensoren im Mund registriert werden. Diese Information trägt maßgeblich zum Geschmacksempfinden bei.

Ist der Bissen geschluckt, ist das Erlebnis jedoch noch nicht zu Ende. Auch die Darmschleimhaut besitzt unzählige Sensoren, die Inhaltsstoffe und Aromen von Obstsalat oder Kräutertee verarbeiten. Diese Nervenzellen durchziehen das Darmgewebe wie ein Geflecht. Sie reagieren auf den Botenstoff Serotonin, der im Darm produziert und ausgeschüttet wird, wenn mechanische Reize, Aromen oder Informationen über die Nährstoffzusammensetzung eintrudeln. Sind die Nerven aktiviert, setzt die Darmperistaltik an, die den Nahrungsbrei wellenförmig vorantreibt. Der Darm kann dadurch optimal auf Nährstoffe reagieren. Wertvolle Inhalte werden lange behalten, Ballaststoffe oder Gifte schnell durchgeschleust. Neueste Forschungen zeigen, dass psychische Prozesse und das Verdauungssystem weitaus inniger gekoppelt sind, als man bisher gedacht hat.

Der Mensch ist mit seinem Darmhirn in der Lage, über seinen Geschmackssinn den Nährwert seiner Speisen zu regulieren. Kinder und Schwangere essen instinktiv richtig – sie greifen etwa zu Zitrusfrüchten bei Vitamin-C-Mangel oder meiden Bitteres. Allerdings wird dieses System durch die Aromen-Industrie verfälscht, da wir Speisen nach dem Geschmack wählen, z. B. Erdbeerjoghurt. In diesem steckt oft aber kein Gramm Erdbeere, sondern nur künstliches Aroma, wodurch das Darmhirn verwirrt wird. Ein weiteres Problem: Viele Feldfrüchte – optimiert auf Ertragsreichtum und lange Lagerfähigkeit – schmecken einfach nicht mehr. Es gibt immer weniger Apfel-, Kartoffel-, Erdbeer- oder Salatsorten. Und Zombies aus dem Supermarkt wie Granny Smith, Eisbergsalat und Hollandtomaten animieren niemanden zu einem ausgewogeneren Speiseplan. Aus Geschmacksgründen plädiere ich für biologisch Erzeugtes, auch wenn vielfach Tests besagen, es gäbe keine Unterschiede – Ausnahme: Laut Stiftung Warentest schneidet Bio-Milch besser ab als konventionelle. Allein die verschiedenen Sorten an Obst und Gemüse im Biosortiment liefern ein breiteres Aromenspektrum. Auch beim Fleisch kann doch niemand behaupten, er schmecke keinen Unterschied zwischen Bio-Steak und Massenware. Es werden im Biolandbau häufig ganz andere Tier-Rassen gehalten. Natürlich kann aber auch ein konventionell arbeitender Kleinbauer hervorragende Lebensmittel produzieren – nur ist es gerade für den Großstädter schwierig, solche Produkte ausfindig zu machen und zu erstehen.

Gemeinsam statt einsam

Unser Geschmackssinn wird sehr früh geprägt. Bereits im Mutterleib schwimmen Aromen in der Fruchtblase, die vom mütterlichen Speiseplan herrühren und die das werdende Kind immer wieder schluckt. Später, beim Stillen oder Fläschchengeben, verbindet sich der Geschmack mit einer sozialen Beziehung: mit Augenkontakt, mit Körperwärme, mit der Stimme von Mutter oder Vater. Essen ist also die ersten Lebensjahre über eine soziale Angelegenheit. Isst der Mensch alleine, fehlt diese Komponente, fehlt die Kommunikation, die Entspannung. Es kommt zu einer Entfremdung vom eigenen Körper, wenn jemand alleine, ohne Gesellschaft isst, wissen Psychologen. Sozial isolierte Menschen haben ein schwächeres Immunsystem, erkranken häufiger an Infektionskrankheiten und Krebs.

Soziologen diskutieren dagegen, ob die Zunahme der Ess-störungen vielleicht darin begründet liegt, dass das regel-mäßige Essen in der Gemeinschaft, etwa in der Familie, ab-genommen habe während das unregelmäßige, alleine Essen, der Trend zum Snacken, stetig mehr Anhänger findet. Dafür spricht etwa, dass Frankreich geringere Adipositas-Raten ver-zeichnet als andere europäische Länder. Gleichzeitig – und ob-wohl einiges an Esskultur auch hier verloren gegangen ist – ist Frankreich immer noch ein traditiongeprägtes Land, das einen gewissen Anspruch ans Essen hat. Hier gibt es mehrere kleine Gänge, dazwischen lange Gesprächspausen. Weil das Hunger-gefühl so allmählich gestillt wird, isst man auch nie über-mäßig viel. In mediterranen Ländern ist zudem das Wetter ein anderes. Unter freiem Himmel zu essen, womöglich noch mit Blick aufs Meer, steigert die Sinnesfreude und führt damit frü-her zur Sättigung.

Vielleicht spielt es also eine große Rolle, wie viel Zeit man sich fürs Essen nimmt. Die DGE empfiehlt daher auch wieder drei ausgiebige Mahlzeiten anstatt fünf kleine (Snacken), um das Wohlbefinden zu steigern. Eine australische Studie belegte im März 2007, dass Frauen, die ausgiebig das Essen planen, gerne neue Rezepte ausprobieren, Spaß am Einkaufen und Kochen haben und das Essen in der Familie genießen, mehr Ge-müse essen als Kochmuffel. Auch das Glas Wein zum Essen scheint gesünder als das, was man alleine vor sich hinsüffelt.

Stressfaktor Fast Food

Besieht man sich die Inhaltsstoffe von Fast Food, ist eigentlich nicht viel dagegen einzuwenden: Weißbrot, Salat, Bulette, Gürk-chen, Senf. Auch hier macht die Dosis das Gift. Wer täglich nur von Fast Food lebt, manövriert sich im schlimmsten Fall wie Morgan Spurlock in dem Film *Supersize Me* in eine lebensbedrohliche Lage. Allerdings halten andere Menschen, wie gesagt, durch ihre genetische Prädisposition mehr aus und werden zum Ärger von Ernährungsaposteln nicht so schnell krank.

Wenn Sie Lust haben, können Sie bei Ihrem nächsten Besuch in einem Fast-Food-Restaurant ein kleines Experiment machen. Fragen Sie sich, ob das Essen Ihnen tatsächlich so gut geschmeckt hat, dass es das Geld wert war. Oder fühlen Sie sich unbefriedigt danach? Haben Sie einen komischen Geschmack im Mund? Stört Sie das Essen von Plastik-Tabletts? Stört Sie das ständige Gepiepse der Friteuse? Stört Sie, dass einige Menschen nicht ihren Müll abräumen? Fühlen Sie sich gehetzt oder plagt Sie ein schlechtes Gewissen, wenn der Burger im Darm rumort? Dann sind Sie nicht allein. Das Marktforschungsinstitut Psychonomics in Köln hat herausgefunden, dass ein Besuch im Schnellimbiss bei jedem Vierten gemischte Gefühle und ein schlechtes Gewissen hinterlässt, bei den Stammgästen (14- bis 30-Jährige) von Currybude & Burger-Braterei sind sogar 42 Prozent betroffen. Vier von fünf Befragten essen Fast Food, weil es dort am schnellsten geht, und nicht etwa, weil Big Mäc und Doppel Whopper so gut schmeckten. Im Fast Food zeigt sich die ganze Dynamik von Rationalisierung und Effizienzsteigerung, der wir in unserer Arbeitswelt unterworfen sind. Diese Beschleunigung macht krank.

Denn nichts ist schädlicher als Stress beim Essen. Stress setzt Ihren Arterien mehr zu als jede Transfettsäure, Stress lotst das Fett an den Bauch, wo es besonders schädlich ist. Bislang ging man davon aus, dass rigide Kontrolle *(restraint eating)* die Entstehung und Aufrechterhaltung von gestörtem Essverhalten begünstigt, und dass nur Menschen, die gezügelt essen, auf emotionalen Stress mit vermehrter Nahrungsaufnahme reagieren. Eine andere Theorie postuliert nun, dass uns allen Stress auf den Magen schlägt. Weil unter Stress der Glukose-Transport ins Gehirn begünstigt wird. Mit der Folge, dass nun Glukose in den anderen Organen wie Muskeln und Leber fehlt und das Gehirn

Signale abgibt, die dem Körper „Appetit" melden, auch wenn gar keine Nahrungsknappheit herrscht.

Ist es so falsch anzunehmen, dass vielleicht hierin die Schädlichkeit des Essens liegt? Dass wir unsere Sinne irgendwelchen Diät-Lehren unterordnen, unsere Geschmacksprägung verleugnen wollen, kulturelle Vereinbarungen rund ums Essen und Kochen ignorieren, immer häufiger alleine und gestresst essen? Ich plädiere dafür, wieder mehr den Genuss und das Essen als gemeinsames Erlebnis zu würdigen. Denn schlechtes Gewissen beim Essen oder Widerwillen richten mehr Unheil an als eine vermeintlich „ungesunde" Nahrung.

Und es gibt Hoffnung. Laut der Genussstudie geht bereits jeder vierte Deutsche beim Essen seinem Geschmack nach, beileibe nicht jeder von uns ist also lustfeindlich. Der Verein Slow Food verzeichnet immer mehr Förderer und Mitglieder, derzeit sind es knapp 8000 in Deutschland. Für Slow-Food-Anhänger steht der Gedanke der Biodiversität, also der Vielfalt der Nahrungsmittel und Esskulturen, im Vordergrund. Und laut dem Ernährungsbericht aus dem Jahre 2004 köcheln und brutzeln wir auch wieder mehr daheim und verbringen mehr Zeit am Tisch mit der Familie als noch vor 10 Jahren. Im Schnitt wenden wir so täglich eine Stunde und 43 Minuten für das Essen auf. Und: So wahnsinnig ungesund essen wir dabei auch gar nicht. Verschiedene Ernährungsberichte und -studien zeigen, dass regional wie innerhalb der Altersgruppen auch heute noch sehr unterschiedliche Speisepläne existieren. Von einem pauschalisierenden „zu viel, zu süß, zu fett – sprich: ungesund" kann keine Rede sein.

Misstrauen Sie also allzu fatalistischen Ernährungsexperten, selbst ernannten Diät-Gurus und vor allem den Gesundheitsversprechen der Industrie. Essen Sie lieber, was Ihnen schmeckt, gehen Sie ab und zu auf einen Wochenmarkt anstatt in den Supermarkt, laden Sie Freunde und Kollegen öfter mal zum Essen ein und *geniessen* Sie Speis und Trank.

Ernährung und gesundes Leben

Friedrich P. Graf
Ganzheitliches Wohlbefinden – Homöopathie für Frauen
Band 4856
Hier finden Frauen praktische Informationen um akuten Problemen
wirksam zu begegnen und Selbstheilungskräfte zu mobilisieren.

Ulrike Gonder
Ernährung
Wissen was stimmt
Band 6001
Macht Fett fett? Sind unsere Kinder zu dick? Ist Vollkorn gesund?
Kaum ein Thema ist so umstritten wie unsere Ernährung.

Bengt Jacoby
Gesünder leben mit den fünf Elementen
Das Yin und Yang in der Ernährung nutzen
Band 5310
Gesund und fit durch den Alltag – durch energetisches östliches Wissen.
Mit Beispielen und Rezepten.

Irmtraud Tarr
Besser als Schokolade
Positive Energien finden und neue Kräfte tanken
Band 5654
Irmtraud Tarr verrät die kleinen Tricks, mit denen es gelingt, dem
Leben seine positive Seite abzulisten – und zwar ganz ohne Schokolade.

Almut Zeeck
Essstörungen
Wissen was stimmt
Band 5772
Sind Bulimikerinnen Magersüchtige, denen die Disziplin fehlt?
Bulimie und Magersucht sind heute weit verbreitet und meist
widersprüchlich sind auch die Informationen darüber. Almut Zeeck
stellt klar, was stimmt.

HERDER spektrum

Wissenswertes

Mathias Binswanger
Die Tretmühlen des Glücks
Wir haben immer mehr und werden nicht glücklicher.
Was können wir tun?
Band 5809

Aus der Sicht eines Ökonomen: ein Buch über die wirklichen
Voraussetzungen des Glücks.

Karlheinz A. Geißler
Wart' mal schnell
Wie wir der Zeit ein Schnippchen schlagen
Band 5696

Vergessen Sie doch einfach eine Weile die Zeit – indem Sie sich mit ihr
beschäftigen. Ironisch, amüsant und tiefsinnig. So viel Zeit muss sein.

Dietrich Grönemeyer
Mensch bleiben
High-Tech und Herz – eine liebevolle Medizin ist keine Utopie
Band 5712

High Tech und Naturheilkunde gehören für den bekannten Mediziner
zusammen. Der Bestseller, mit ganz konkreten Gesundheitstipps.

Tanja Krämer
Kampf ums Wasser
Wissen was stimmt
Band 5942

Der Kampf ums Wasser hat längst begonnen – ein Grundlagenbuch über
die politischen, wirtschaftlichen und sozialen Hintergründe.

Thomas Vilgis
Wissenschaft al dente
Naturwissenschaftliche Wunder in der Küche
Band 5761

Neues vom Soundtrack der Kartoffelchips und Verblüffendes über die
Physik des Abwaschwassers. Kulinarisch lehrreich und äußerst amüsant.

HERDER spektrum